Karteek Durbakula

Lesões de células gigantes

Karteek Durbakula

Lesões de células gigantes

ScienciaScripts

Imprint

Cover image: www.ingimage.com

This book is a translation from the original published under ISBN 978-620-2-08156-6.

Publisher:
Sciencia Scripts
is a trademark of
Dodo Books Indian Ocean Ltd. and OmniScriptum S.R.L publishing group

120 High Road, East Finchley, London, N2 9ED, United Kingdom
Str. Armeneasca 28/1, office 1, Chisinau MD-2012, Republic of Moldova, Europe
Printed at: see last page
ISBN: 978-620-8-13265-1

ÍNDICE DE CONTEÚDOS

1. INTRODUÇÃO

As células gigantes são células mononucleares ou multinucleadas, que são muito grandes em comparação com outras células encontradas no tecido. O número de núcleos varia de um a 100. Estas células podem atingir um diâmetro de 40 a 50 microns. Os núcleos das células gigantes estão dispostos de várias formas no interior do citoplasma. Nalgumas células gigantes, os núcleos estão dispersos pelo citoplasma ou dispostos à volta da periferia em forma de ferradura ou de anel ou estão agrupados nos dois pólos das células gigantes.

As células gigantes foram descritas pela primeira vez por Virchow, que designou as lesões que as continham por epulis. Mas Sir James Paget (1854) atribuiu a Lebert o mérito de ter sido o primeiro a descrever o tumor de células gigantes.[1]

Sinónimos de células gigantes incluem Policariócitos e Sincício. O osteoclasto, o sincitiotrofoblasto da placenta e o megacariócito da medula óssea são exemplos de células gigantes normalmente encontradas no corpo. Os músculos esqueléticos e cardíacos podem ser considerados como células multinucleadas com citoplasma especializado.

As células gigantes são grandes células multinucleadas de diferentes linhagens. As células gigantes de corpo estranho, as células gigantes de Langhan, as células gigantes de Touton, as células gigantes tumorais, são vários tipos de células gigantes, para além dos vários tipos de células gigantes, como as células de Aschoff do nódulo reumático e as células de Reed Sternberg do linfoma de Hodgkin. [2]

A célula gigante é uma célula mononucleada ou multinucleada que parece surgir de uma confluência de um número de células mononucleares. Estas células são muito grandes em comparação com outras células encontradas nos tecidos, daí o termo célula gigante. Na maioria dos casos, são multinucleadas. São mais frequentemente observadas em resposta à presença de um corpo estranho, onde tendem a isolar o agente irritante e modificam a inflamação do tecido envolvido em conformidade[3].

Em caso de infeção prolongada ou de inflamação crónica, os linfócitos provenientes do sangue são convertidos em macrófagos no local da inflamação, devido ao aumento do citoplasma e ao alargamento do núcleo. Quando estes macrófagos individuais são incapazes de lidar com as partículas ou detritos a serem removidos, é colocada a hipótese de estes se fundirem e formarem células gigantes multinucleadas. Encontram-se não só em lesões inflamatórias, mas também em lesões reparadoras, bacterianas, virais, neoplásicas, de origem autoimune, lesões devidas a desequilíbrios hormonais e também em várias outras lesões.[3]

As lesões de células gigantes do esqueleto maxilofacial variam clinicamente desde radiolucências assintomáticas de crescimento lento, descobertas em radiografias de rotina, até tumores agressivos de expansão rápida, caracterizados por dor, reabsorção radicular e uma elevada taxa de recorrência. Antes de 1953, não havia distinção entre as lesões de células gigantes dos maxilares e os tumores de células gigantes de outros ossos. Estes eram descritos por vários nomes como osteoclastomas [Stewart (1922)], tumores de células gigantes [Berger (1947) & Bernick (1948)].[4]

Bloodgood (1924) relatou uma série de lesões de células gigantes que se comportavam de forma benigna. Jaffe (1953) indicou que as lesões de células gigantes apresentam muitas caraterísticas diferentes dos tumores de células gigantes dos ossos longos e chamou-lhes granuloma reparador central de células gigantes. Lucas (1972) descreveu as caraterísticas microscópicas que distinguem os granulomas de células gigantes da mandíbula dos tumores de células gigantes.[4]

O diagnóstico de muitas lesões da cavidade oral é um desafio para a maioria dos clínicos devido à sua prevalência pouco frequente. Algumas lesões císticas, metabólicas, osteodistróficas, microbianas, tumorais e semelhantes a tumores da cavidade oral apresentam lesões caraterísticas de células gigantes, o que torna o seu diagnóstico e estudo mais simples.[2]

2. FORMAÇÃO DE CÉLULAS GIGANTES

Foram propostos dois mecanismos principais para a formação de células gigantes multinucleadas.

A. Fusão de várias células.

B. Divisões nucleares múltiplas sem citocinese.

A) FUSÃO DE VÁRIAS CÉLULAS

MECANISMO DE FUSÃO CELULAR:

A membrana celular é constituída por uma bicamada lipídica na qual as proteínas flutuam com diferentes graus de mobilidade lateral. Muitas destas proteínas estendem-se através da bicamada, aparecendo tanto na superfície interna como externa e, uma vez que têm mobilidade lateral na membrana, existe um mecanismo através do qual a célula pode alterar as suas propriedades de superfície a partir do interior. Por outro lado, as alterações na posição ou nas propriedades das proteínas de superfície provocadas por agentes ambientais reflectem-se na superfície interna da célula e podem permitir que a célula reconheça os estímulos ambientais[5].

A bicamada lipídica é uma estrutura inerentemente estável e precisa de ser "condicionada" por um processo ou agente desestabilizador antes de se fundir com outra bicamada. A fusão da membrana superficial é sempre precedida de uma alteração da superfície celular. Foram apresentadas provas de que, durante a fusão da membrana de mastócitos desgranulados, a fusão ocorre entre áreas da membrana das quais as proteínas de superfície estão ausentes.

O mecanismo pelo qual estas alterações da superfície celular conduzem à fusão é largamente desconhecido. Uma vez que a bicamada lipídica é uma estrutura inerentemente estável, a aproximação de todas as superfícies para além da distância de separação normalmente observada deve ser acompanhada por alterações na bicamada que a tornam instável. Sabe-se que o cálcio é importante para manter a estabilidade da membrana e a desestabilização que se segue à sua remoção pode ser o denominador comum que permite a fusão da membrana. [5]

MECANISMO DE FUSÃO DOS MACRÓFAGOS:

Os macrófagos podem fundir-se com outros macrófagos para formar células gigantes in vivo. Foram apresentadas três sugestões para explicar a fusão de macrófagos in vivo.

1) FUSÃO MEDIADA PELO SISTEMA IMUNITÁRIO

Os policariões dos macrófagos encontram-se normalmente em áreas que contêm material estranho pouco removível. Mesmo quando o material estranho em si não tem antigenicidade, é provável que o próprio processo inflamatório produza antigénios. Sugere-se que os macrófagos fagocitantes se fundem sob a influência de alterações membranares associadas à fagocitose, podendo facilitar a adesão e a fusão de macrófagos para iniciar a formação de células gigantes[5].

2) FUSÃO RESULTANTE DO RECONHECIMENTO DE UMA SUPERFÍCIE DE MACRÓFAGOS ANORMAIS POR JOVENS MACROFAGAS

Mariano e Spector, em 1974, demonstraram que o encerramento de uma população de macrófagos numa câmara de difusão in vivo impedia a formação de células gigantes quando a câmara era deixada aberta, mas verificaram que os macrófagos recém-chegados se fundiam com os que já se encontravam no interior da câmara para formar células gigantes. Mostraram também que, enquanto estavam fechados na câmara, os macrófagos sofriam mitose, o que revelava muitas anomalias cromossómicas que levavam à formação de superfícies celulares anormais na população envelhecida, que eram reconhecidas pelas células recém-chegadas e levavam à fusão.[6]

3) FUSÃO EM RESULTADO DA ACTIVIDADE ENDOCÍTICA

Chambers, em 1977, sugeriu que as células gigantes se formam como resultado da tentativa simultânea de fagocitose por dois macrófagos na tentativa de ingerir a mesma partícula. As margens do endossoma de um macrófago, em vez de se fundirem em torno da partícula, fundem-se com as margens do endossoma de um segundo macrófago, resultando na fusão das duas células.[7]

BASE MOLECULAR DA FUSÃO DE MACRÓFAGOS:

CITOCINAS

As citocinas desempenham um papel fundamental na fusão de macrófagos. Os osteoclastos surgem do tratamento de macrófagos derivados da medula óssea com o fator estimulador de colóns de macrófagos (M-CSF) e o ativador do recetor do ligando do fator nuclear (NF)-LB (RANK) (RANKL). A estimulação de macrófagos com interleucina (IL)-4 ou IL-13, ou uma combinação de IL-4 e fator estimulante de colonização de granulócitos-macrófagos (GM-CSF), leva à formação de células gigantes de corpo estranho. Por outro lado, a formação de células gigantes de Langhans requer interferão (IFN)- y e IL-3, e a formação de células espumosas é promovida por M-CSF, IL-6 e IFN- y, o que leva à formação de células gigantes de touton. O RANKL induz oscilações de Ca^{2+} , a ativação da quinase c-Jun N-terminal (JNK) e a ativação do NF-LB e do fator nuclear das células T activadas (NFAT). [8]

Com base nos tipos de citocinas e nos factores ambientais encontrados, foi demonstrado que os monócitos/macrófagos assumem caraterísticas funcionais polarizadas e são amplamente classificados em 2 grupos: Os macrófagos M1 e M2". Os macrófagos Ml são definidos como células classicamente activadas que são estimuladas por citocinas inflamatórias, como o IFN-y isoladamente ou em combinação com produtos microbianos (por exemplo, LPS) ou outras citocinas (por exemplo, TNF- a , GM-CSF e IL-6) e têm um fenótipo pró-inflamatório. Em contrapartida, os macrófagos M2 resultam da ativação alternativa de monócitos/macrófagos que são induzidos pela exposição a IL-4 e IL-13 e apresentam um fenótipo anti-inflamatório que se pensa participar na resolução da inflamação. A formação de células gigantes de Langhans, células gigantes de Touton e osteoclastos resulta da fusão de macrófagos polarizados em M1, enquanto as células gigantes de corpo estranho se formam a partir da fusão de macrófagos polarizados em M2[8].

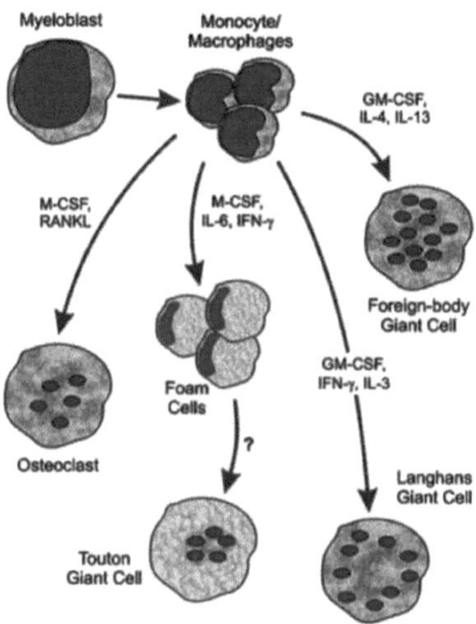

PROTEÍNA TRANSMEMBRANAR ESPECÍFICA DAS CÉLULAS DENDRÍTICAS:

A proteína transmembranar específica das células dendríticas (DCSTAMP) é um recetor de membrana que demonstrou ser necessário para a fusão de osteoclastos e de células gigantes de corpo estranho. c-Fos e NFAT são ambos necessários para a expressão de DC-STAMP e para a fusão célula-célula em osteoclastos, enquanto os factores de transcrição específicos das células mielóides PU.1 e NF-κB parecem estar envolvidos na regulação da expressão de DC-STAMP na formação de células gigantes de corpo estranho induzida por GM-CSF e IL-4. [8]

SIRP a:

A SIRP a é uma proteína transmembranar pertencente à superfamília de proteínas da imunoglobulina e é expressa principalmente em células mielóides. O CD47 é um ligando para a SIRP a, e as interações CD47-SIRP a podem mediar eventos de adesão célula-célula que conduzem à formação de células gigantes multinucleadas.[8] B **Integrinas:**

As integrinas P desempenham um papel importante na mediação das interações adesivas célula-célula e célula-matriz extracelular. McNally et al. demonstraram que as integrinas P1 e P2 participam na adesão macrófago-macrófago durante a formação de células gigantes de corpo estranho induzida por IL-4. Rao et al. referiram que uma$_9$, P1 participava na fusão de macrófagos durante a formação de osteoclastos[8].

CD36:

O CD36 é um membro da família dos receptores scavenger e liga-se a uma vasta gama de ligandos. Helming et al. demonstraram que o CD36 também está envolvido na fusão de macrófagos e na formação de células gigantes induzida por GMCSF e IL-4.[8] **CD44:**

A CD44 é uma glicoproteína de membrana integral que desempenha um papel importante nas interações adesivas célula-célula e célula-substrato. Sterling et al. verificaram que o domínio intracelular de CD44 (CD44ICD) promove a fusão de macrófagos e que o CD44ICD se localiza no núcleo dos macrófagos e induz a ativação de NF-κ B. Além disso, descobriram que a expressão da presenilina 2 (PS2) também é induzida no início da fusão e que os inibidores da PS impediram a fusão de macrófagos e a formação de CD44ICD[8].

CD200:

O CD200 é um membro da superfamília de proteínas da imunoglobulina e é expresso numa variedade de células, embora normalmente não em células mielóides, enquanto o seu recetor (CD200R) é expresso predominantemente em células mielóides. Cui et al. demonstraram que a expressão de CD200 era significativamente induzida no início da fusão de macrófagos e que a multinucleação era defeituosa em osteoclastos deficientes em CD200 devido à interrupção da sinalização a jusante de RANK[8].

d2 Isoforma do domínio V 0 da ATPase vacuolar (ATP6V0D2):

A H+ -ATPase de tipo vacuolar (V-ATPase) é um complexo enzimático ubiquamente expresso que desempenha um papel na acidificação de uma vasta gama de organelos intracelulares. Lee et al. demonstraram que a subunidade Atp6v0d2 actua como regulador da fusão de macrófagos[8].

RECEPTOR PURINÉRGICO P2X 7:

O recetor P2X7 é um canal iónico com porta de ATP que é expresso numa variedade de células, incluindo macrófagos. A ativação dos receptores P2X7 pelo ATP leva à formação reversível de poros membranares que são permeáveis a moléculas grandes. No entanto, a ativação a longo prazo conduz à lise dos macrófagos dependente de ATP através da formação de poros membranares permeáveis a moléculas grandes. Os receptores P2X7 contribuem para o processo de fusão de macrófagos durante a formação de células gigantes multinucleadas[9].

Produção de ROS e expressão de NADPH Oxidase em células gigantes multinucleadas:

As células gigantes multinucleadas surgem de precursores de macrófagos e, embora a sua diferenciação module a gama única de enzimas que são expressas, estas células também mantêm algumas caraterísticas dos macrófagos mononucleados. Entre as células gigantes multinucleadas que se sabe gerarem ROS estão os osteoclastos e as células gigantes multinucleadas de granulomas não infecciosos e infecciosos.

As ERO geradas pela NADPH oxidase (Nox) desempenham um papel em muitos destes eventos, induzindo a expressão de integrinas e proteínas de fusão, induzindo a expressão de RANKL num ciclo de feedback positivo e activando factores de transcrição sensíveis à redox (por exemplo, NF- £B e NFAT). Além disso, a ligação ou ativação de factores de fusão (como P2X 7, CD44 e SIRP a) também pode induzir a produção de ROS, aumentando assim o ciclo de feedback positivo que envolve ROS. As células gigantes multinucleadas apresentam geralmente uma maior capacidade de geração de ERO (20 a 30 vezes) em comparação com os macrófagos não fundidos[8].

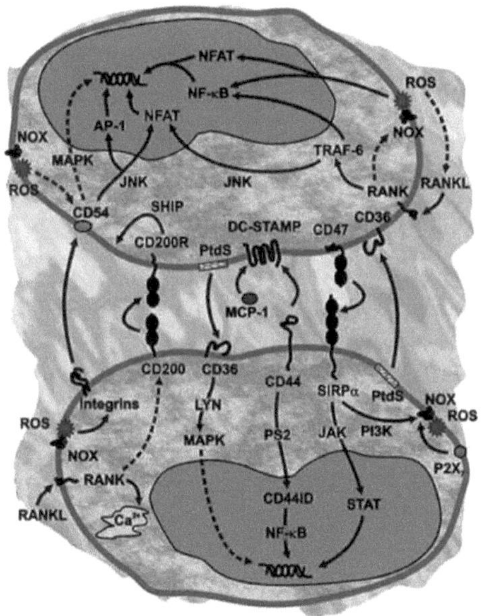

B) DIVISÕES NUCLEARES MÚLTIPLAS SEM CITOCINESE

O processo de citocinese pode ser dividido em quatro etapas, incluindo a especificação do plano de clivagem, a entrada do sulco de clivagem, a formação do corpo médio e a abscisão. A falha da citocinese pode ocorrer devido a defeitos em qualquer uma das quatro fases da citocinese e como consequência da inativação ou hiperactivação de qualquer um de um grande número de componentes diferentes. Os defeitos que ocorrem durante a fase de entrada do sulco de clivagem e a fase de formação do corpo médio e estabilização do sulco citocinético resultam na regressão do sulco de clivagem. Isto leva à formação de células binucleadas.

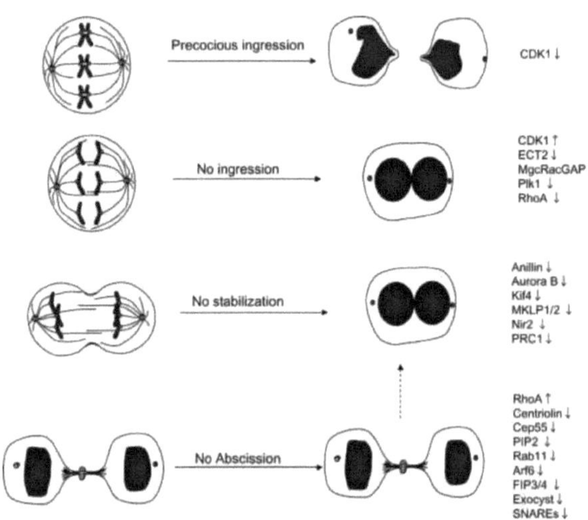

Harris (1968) propôs que a divisão nuclear no policátion é normalmente seguida pela formação de um único fuso mitótico, levando à produção, não de mais núcleos, mas de um único núcleo hiperdiplóide. A formação de células gigantes (por exemplo, células gigantes tumorais) ocorre quando o núcleo da célula se divide, enquanto o citoplasma da célula não se divide. Estas células gigantes não são derivadas dos macrófagos, mas sim das células do tumor, quer sejam de tecido conjuntivo ou de natureza epitelial[5].

3. TIPOS DE CÉLULAS GIGANTES

I. As células gigantes podem ser classificadas de acordo com a natureza das diferentes condições patológicas,

1) Infecções:
   a) Bacteriana
   b) Viral
   c) Fungos
   d) Protozoários
   e) Parasita
2) Lesões fibro-ósseas e osteodistrofias
3) Imunológico
4) Idiopático
5) Granulomatose orofacial
6) Reação aos materiais
7) Tumores benignos e malignos

II. De acordo com Walter e Israel[10]

1) Fibras musculares estriadas danificadas
   a) Regeneração das células sarcolemais no músculo voluntário danificado
   b) Célula gigante de Aschoff no músculo cardíaco
2) Tumor de células gigantes
   a) Tumores de células gigantes do osso, por exemplo, astrocitoma pouco diferenciado, doença de Hodgkin
   b) Variantes de células gigantes de muitos tumores, por exemplo, carcinoma do pulmão e do

rim

3) Fundido devido a infeção por vírus

a) Células gigantes epiteliais, por exemplo, infeção por vírus HSV e VZ.

b) Tecido conjuntivo, por exemplo, células gigantes de Warthin-Finkeldey do sarampo

4) Macrófagos fundidos

a) Reação a material insolúvel exógeno, por exemplo, talco, sílica

b) Reação a material insolúvel formado no corpo, por exemplo, urato de sódio

c) Células gigantes de Touton

d) Reação a certos organismos, por exemplo, tuberculose, sífilis.

III. De acordo com Boyd:

1) Células gigantes do tumor:

a) Célula gigante no sarcoma osteogénico.

b) Célula gigante em rabdomiossarcoma.

c) Célula gigante em carcinoma primário do fígado.

2) Célula gigante de corpo estranho:

a) Célula de Langhans.

b) Célula gigante na sarcoidose.

c) Células gigantes na lepra.

3) Diversos:

a) Célula de Aschoff.

b) Célula de berbequim de popa Reed.

IV. Chattopadhyay (1995) classificou as células gigantes nas seguintes categorias[I II]

I Fibras musculares estriadas danificadas

a) Regeneração de células sacrolemais em músculos voluntários danificados.

3) O osteoclasto

4) Células gigantes do tumor

a) Células de Reed-Stern Berg nos linfomas de Hodgkin.

b) Células gigantes no granuloma central de células gigantes, astrocitoma pouco diferenciado.

c) Células gigantes noutros tumores, por exemplo, carcinoma, histocitoma fibroso maligno.

5) Células fundidas devido a infecções virais.

a) Células gigantes epiteliais como na infeção por HSV.

b) Células do tecido conjuntivo como no sarampo (células de Warthin Finkelday).

6) Macrófagos fundidos

a) Devido à reação a corpos estranhos (exógenos ou materiais endógenos) por exemplo, célula gigante de corpo estranho com núcleos dispersos.

b) Devido a uma reação ao organismo, como na tuberculose (célula gigante de Langhan) e nas infecções fúngicas.

c) Células gigantes de Touton de xantoma.

V. Baig MF (2007) classificou as células gigantes de acordo com a sua ocorrência no corpo em,[3]

1) Células gigantes fisiológicas:

a) Osteoclastos

b) Megacariócitos

b) Células gigantes de Aschoff no músculo cardíaco (macrófagos miocárdicos fundidos).

2) Fibroblastos fundidos (como no fibroma de células gigantes)

c) Músculo estriado

d) Sinctiotrofoblasto

2) Células gigantes patológicas:

a) Células gigantes de Langhans

b) Células gigantes de corpo estranho

c) Células gigantes de Touton

d) Células gigantes do tumor

e) Células gigantes de Warthin Finkeldey

OSTEOCLAST

Osteoclasto (das palavras gregas para "osso" (GOTO) e "quebrado" (ккаотод)) é um tipo de célula óssea que remove o tecido ósseo através da remoção da matriz mineralizada do osso. Kolliker (1873) deu o nome ao osteoclasto e sugeriu que ele poderia ser o agente da reabsorção óssea. O osteoclasto encontra-se em compartimentos de reabsorção chamados lacunas de Howship. O osteoclasto é uma célula maior, com 40 a 100 pm de diâmetro e 15 a 20 núcleos bem compactados. No citoplasma estão presentes vesículas e vacúolos contendo fosfatase ácida, o que ajuda a distingui-lo de outras células gigantes multinucleadas. Ao microscópio eletrónico, a parte do osteoclasto que é transitória e altamente móvel é designada por bordo rugoso. Junto ao bordo rugoso encontra-se a zona clara, que não tem organelos mas contém filamentos de actina. Ao lado da zona clara encontra-se a zona vesicular, que contém vesículas de várias formas e tamanhos. Na região basal das células, existem múltiplos núcleos rodeados por pilhas de aparelhos de Golgi e também contêm numerosas mitocôndrias. Vesículas e vacúolos contendo catepsina estão presentes perto da borda estriada, o que indica a atividade de reabsorção.

As unidades formadoras de colónias de granulócitos e macrófagos (CFU-GM) proliferam e diferenciam-se em células precursoras pós-mitóticas que se diferenciam e se fundem para formar células gigantes multinucleadas. Estas são activadas para formar osteoclastos. O RANKL (ativador do recetor do fator nuclear κ0), pertencente à família de ligandos do TNF (fator de necrose tumoral), liga-se ao RANK, um membro da família de receptores do TNF presente nos precursores dos osteoclastos, o que acaba por levar à ativação do NF-κ0 (fator nuclear κ0). A interação RANKL - RANK leva à fusão dos precursores dos osteoclastos em células gigantes multinucleadas, à sua diferenciação em osteoclastos maduros, à sua fixação à superfície óssea e à sua ativação para reabsorver o osso. A osteoprotegerina (OPG) é um membro da família dos receptores de TNF expresso pelos osteoblastos que reconhece o RANKL e bloqueia a interação RANKL-RANK, o que leva à inibição da diferenciação e ativação dos osteoclastos.[12]

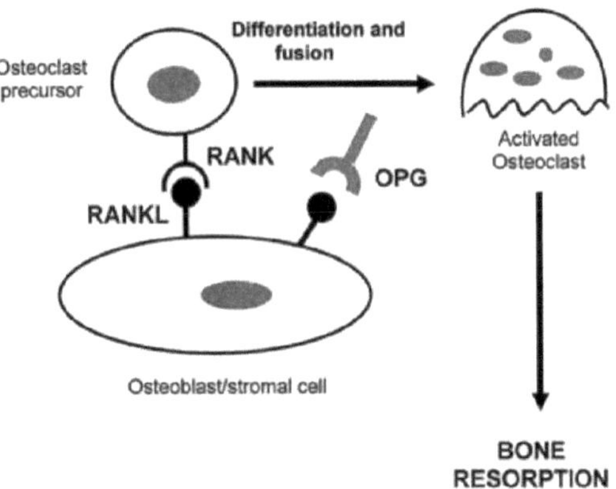

ODONTOCLASSE

O odontoclasto é a célula responsável pela remoção do tecido duro dentário. Os odontoclastos são idênticos aos osteoclastos, mas são mais pequenos em tamanho, contêm menos núcleos e produzem lacunas de reabsorção mais pequenas. A superfície da célula adjacente ao tecido duro em reabsorção forma uma borda "ruffled" com uma série de invaginações de 2 a 3 pm de profundidade. Perifericamente à borda rugosa existe uma zona clara na qual o citoplasma é desprovido de organelos, mas rico em filamentos constituídos por proteínas contrácteis actina e miosina. A zona clara representa o aparelho de fixação do odontoclasto. O citoplasma é constituído por um elevado teor de mitocôndrias e por muitos vacúolos que contêm fosfatase ácida e que se concentram adjacentes ao bordo rugoso.

Os odontoclastos são provavelmente derivados de monócitos circulantes positivos para fosfatase ácida resistente ao tartarato (TRAP). Foi sugerido que as células HLA-DR positivas estão envolvidas na diferenciação, migração e ativação dos odontoclastos. A interação RANKL - RANK está associada à formação de odontoclastos e à ativação do processo de queda. [12]

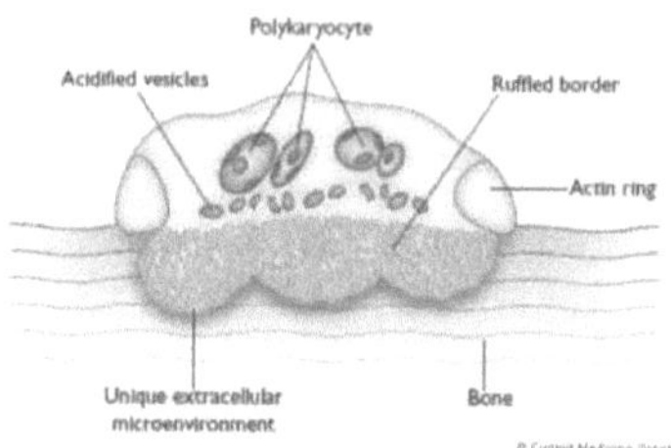

MEGAKARYOCYTE

Os megacariócitos são células estaminais hematopoiéticas pluripotentes da medula óssea, descritas em 1906 por James Homer Wright. Nos seres humanos, representam normalmente cerca de 0,05 a 0,1 por cento de todas as células nucleadas da medula óssea. Em geral, os megacariócitos são 10 a 15 vezes maiores do que um glóbulo vermelho típico, com uma média de 50-100 micrómetros de diâmetro. Durante a sua maturação, os megacariócitos aumentam de tamanho e replicam o seu ADN sem citocinese. Como resultado, o núcleo do megacariócito pode tornar-se muito grande e lobulado, o que, ao microscópio ótico, dá a impressão de existirem vários núcleos. O citoplasma dá origem ao pseudopodium. Parte do pseudópode desprende-se para formar a plaqueta.[13]

SYNCYTIOTROPHOBLAST

As vilosidades placentárias são constituídas por três camadas de sinciciotrofoblastos, células mesenquimatosas e células vasculares fetais. Os sinciciotrofoblastos são formados pela fusão de células de citotrofoblastos para formar um sincício. Os sincitiotrofoblastos tornam-se cada vez mais largos e formam projecções semelhantes a dedos que estão em contacto direto com o sangue materno. O sintiotrofoblasto produz as substâncias que corroem o tecido materno durante a implantação e produz HCG, que entra no sangue materno e constitui a base do teste de gravidez.[14]

MÚSCULO ESTRIADO

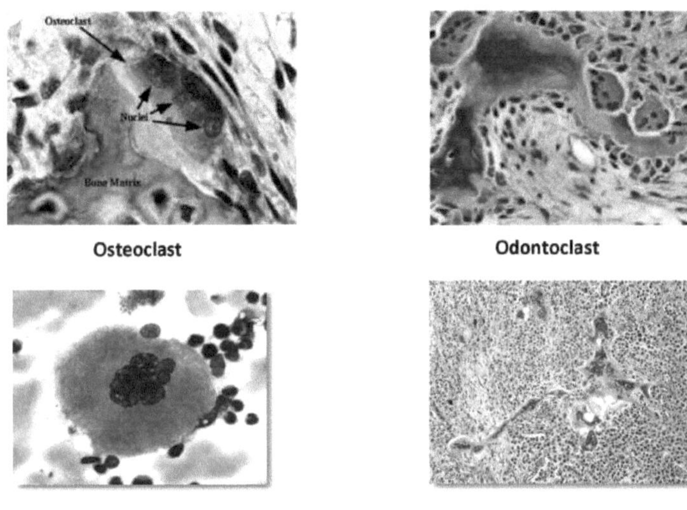

Osteoclast Odontoclast

Megakaryocyte Syncytiotrophoblast

O músculo estriado é composto por muitas fibras musculares. Estas fibras musculares são multinucleadas e estão dispostas paralelamente umas às outras. Os núcleos de cada fibra muscular estão situados logo abaixo da membrana plasmática chamada sarcolema. O músculo estriado é constituído por sarcómeros que são as unidades estruturais e funcionais do músculo.[12]

CÉLULAS GIGANTES DE CORPO ESTRANHO

Estes contêm numerosos núcleos (50 a 100) que são uniformes em tamanho e forma e se assemelham aos núcleos dos macrófagos. Estes núcleos estão dispersos pelo citoplasma. Este tipo de células gigantes representa um tipo de células gigantes inflamatórias formadas em resposta à ingestão de um corpo estranho. Além disso, são carateristicamente observadas em relação a material particulado de corpo estranho. São observadas nos granulomas infecciosos crónicos, na lepra e na tuberculose.

CÉLULAS GIGANTES DE LANGHANS

As células gigantes de Langhans devem o seu nome a Theodor Langhans (1839-1915), um patologista alemão. São observadas na tuberculose e na sarcoidose. São formadas pela fusão de células epitelioides (macrófagos). Os núcleos estão dispostos à volta da periferia em forma de ferradura ou anel ou estão agrupados nos dois pólos das células gigantes.

CÉLULAS GIGANTES DE TOUTON

As células gigantes de Touton são observadas em lesões com elevado teor de lípidos, como o xantoma, o xantogranuloma e a necrose gorda. Foram descritas pela primeira vez por Karl Touton em 1890. Caracterizam-se por um anel de núcleos em torno de uma zona eosinofílica central e rodeados por uma zona de palidez que se estende até à periferia da célula. A aparência caraterística da "célula gigante xantelasmática" de Touton é determinada apenas pela presença de lípidos demonstráveis no citoplasma. Estas são formadas pela fusão de células espumosas derivadas de macrófagos. Propõe-se que as células de Touton se desenvolvam quando o estímulo à fusão celular é acompanhado também por um fator que estimula a ingestão de lípidos.[3]

CÉLULAS GIGANTES DE ASCHOFF

São grandes células multinucleadas observadas no nódulo reumático. Pensa-se que podem ter origem em fibrócitos ou histiócitos. As células de Aschoff são frequentemente observadas rodeadas de linfócitos grandes e pequenos e de leucócitos polimorfonucleares. Os pequenos linfócitos são numerosos na periferia. De acordo com Geipel, o processo de origem começa com o aumento do tamanho das células do tecido conjuntivo, participando no processo tanto o núcleo como o citoplasma. Mais tarde, os núcleos subdividem-se e, nalguns casos, as células tornam-se confluentes. Como resultado, desenvolvem-se células gigantes com um tamanho de 15 a 23 microns, que assumem uma disposição periférica em torno das fibras do tecido conjuntivo.

CÉLULAS GIGANTES TUMORAIS

As células gigantes tumorais estão presentes em muitas neoplasias epiteliais e mesenquimatosas benignas e malignas, geralmente tumores pouco diferenciados. Os núcleos destas células gigantes assemelham-se aos da população tumoral mononuclear. Os núcleos são pleomórficos, muitas vezes hiperdiplóides, e apresentam mitoses anormais. O seu modo de formação é desconhecido. Normalmente são propostas duas teorias para a sua formação, a teoria da fusão e a teoria da falha da citocinese.

De acordo com a teoria da fusão, sabe-se que as células tumorais possuem uma superfície anormal que predispõe à fusão de uma das várias formas. A carga alterada da superfície pode permitir uma aproximação estreita, o que predispõe à fusão. Foi demonstrado que muitos tumores libertam enzimas extracelulares que podem reduzir a espessura da camada superficial e, mais uma vez, permitir a aproximação das bicamadas lipídicas. Alguns tumores estão associados a vírus passageiros, que são conhecidos por causarem a fusão celular.

De acordo com a teoria da falha da citocinese, o núcleo da célula divide-se, enquanto o citoplasma da célula não se divide. A divisão nuclear é normalmente seguida pela formação de um único fuso mitótico, levando à produção, não de mais núcleos, mas de um único núcleo hiperdiplóide. Devido à falha na citocinese, ocorre a formação de células com múltiplos núcleos, conhecidas como células gigantes. Estas células gigantes não derivam de macrófagos, mas são formadas a partir de núcleos em divisão das células neoplásicas, por exemplo: Carcinoma do fígado, vários sarcomas de tecidos moles, etc.

CÉLULAS REED STERNBERG

São células tumorais malignas. Estas células são observadas na doença de Hodgkin. Existem três tipos de células de Reed Stemberg

1) **Tipo clássico** - As células de Reed-Sternberg do tipo clássico têm 20 a 50 pm de diâmetro, citoplasma abundante, anfófilo, finamente granular/homogéneo; dois núcleos em espelho (olho de coruja), cada um com um nucléolo eosinofílico e uma membrana nuclear espessa.

2) **Tipo lacunar** - Estas células são observadas na esclerose nodular e no linfoma de Hodgkin clássico rico em linfócitos. Tem um núcleo monolobado ou multilobado e um nucléolo pequeno com citoplasma abundante e pálido.

3) **Células em pipoca** - Estas células são observadas na doença de Hodgkin com predomínio de linfócitos nodulares. Estas células são designadas por células em pipoca porque os seus núcleos se assemelham a um grão de milho explodido. São também designadas por células linfocíticas e histocíticas (células L & H). [15]

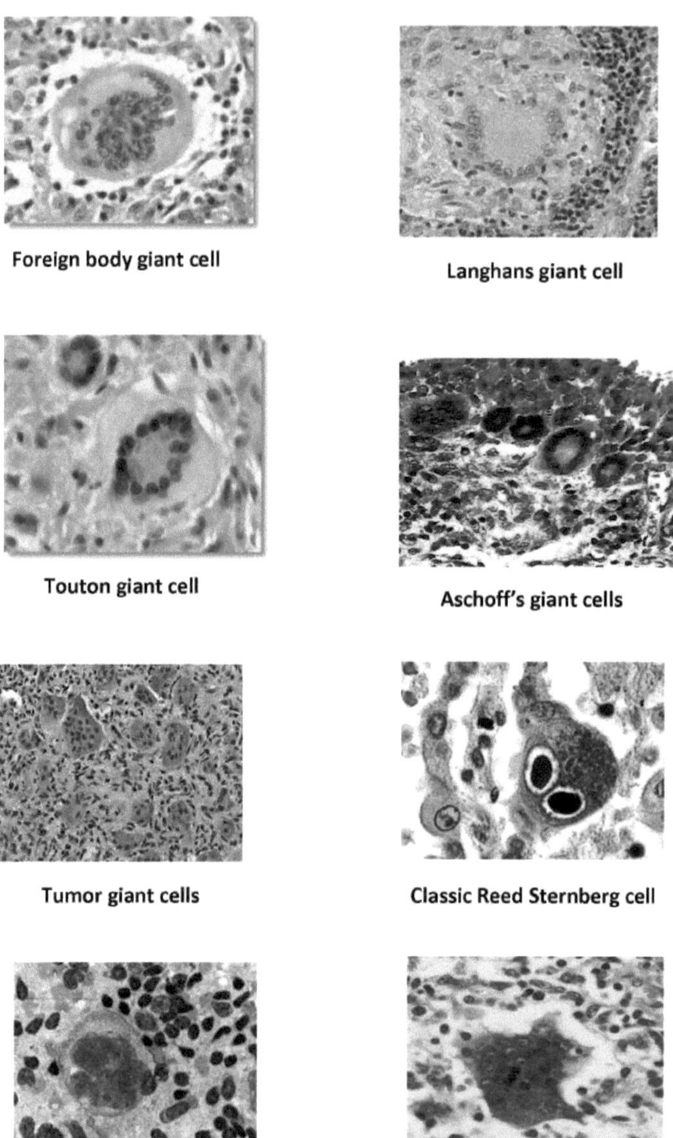

Foreign body giant cell

Langhans giant cell

Touton giant cell

Aschoff's giant cells

Tumor giant cells

Classic Reed Sternberg cell

Popcorn Reed Sternberg cell

Warthin Finkeldey giant cell

CÉLULAS GIGANTES DE WARTHIN FINKELDEY

Estes tipos de células gigantes foram descritos por Warthin e Finkedley no ano de 1931. Estas células gigantes multinucleadas contêm inclusões nucleares e citoplasmáticas. Aparecem nas amígdalas e nos tecidos linfóides adenóides durante as fases prodrómicas do sarampo. Apresentam-se como grandes células gigantes multinucleadas sinciciais com muitos núcleos dispostos num aglomerado semelhante a uma uva localizado no meio das células afectadas. Embora as células gigantes tenham sido consideradas como estando presentes apenas nos tecidos linfóides com infeção por sarampo, as células gigantes, denominadas células de Warthin-Finkeldey (WFC), encontram-se nos gânglios linfáticos e nos tecidos extranodais de doenças linfóides benignas e neoplásicas.

INCLUSÕES ASSOCIADAS A CÉLULAS GIGANTES:

As inclusões podem ser definidas como,

1. O ato de encerrar ou a condição de estar encerrado.
2. Tudo o que está fechado; frequentemente utilizado isoladamente para designar as inclusões celulares.

As inclusões intranucleares são definidas como inclusões dentro de um núcleo.

Pode ser encontrada uma variedade de inclusões nos granulomas, normalmente no citoplasma das células gigantes. São achados não específicos que podem ser caraterísticos de uma ou outra entidade, mas não têm significado diagnóstico.

CORPOS DE ASTERÓIDES

São inclusões estreladas com numerosos raios que irradiam de um núcleo central. Podem ser observadas em granulomas de várias entidades, mas são mais frequentemente encontradas nas células gigantes dos granulomas de corpo estranho. As estruturas que se assemelham fortemente a corpos de asteróides podem ser observadas raramente no citoplasma de células tumorais e em exsudados ricos em fibrina[3].

INCLUSÕES CRISTALINAS

São cristais incolores e refractários compostos predominantemente por oxalato de cálcio. Encontram-se frequentemente nas células gigantes dos granulomas da sarcoidose e de outras doenças. Nalguns casos, podem servir de nidus para a deposição de cálcio, levando à formação de corpos de Schaumann (conchoidais).[3]

CORPOS DE SCHAUMAN (CONCHOIDAIS)

São calcificações concêntricas de grandes dimensões que contêm frequentemente cristais refractários de oxalato de cálcio, geralmente de natureza intra-citoplasmática. Se forem numerosos ou muito grandes, podem ser extrudidos para o espaço extracelular.[3] **CRISTAIS DO TIPO LÍQUIDO (COLESTEROL)** Estes são ocasionalmente observados em granulomas de vários tipos.[3]

CORPOS HAMAZAKI-WESENBERG (H-W)

Embora estas estruturas possam ocasionalmente ocorrer como inclusões no interior de células gigantes, são normalmente encontradas,

- Extracelularmente nos sinusóides dos gânglios linfáticos com granuloma na sarcoidose
- Em gânglios linfáticos não granulomatosos de doentes com sarcoidose e outras doenças.

São ovais ou fusiformes, podem atingir vários micrómetros de tamanho e têm um aspeto amarelo-acastanhado na coloração H&E. O pigmento parece ser lipofuscina.

Estudos ultra-estruturais mostraram que os corpos H-W são lisossomas gigantes e corpos residuais. São ácido-resistentes e coram-se com corantes de prata, bem como com uma variedade de outros corantes. Quando visualizados com corantes de prata, os corpos H-W podem ser facilmente confundidos com leveduras em brotamento devido ao **agrupamento de corpos individuais[3].**

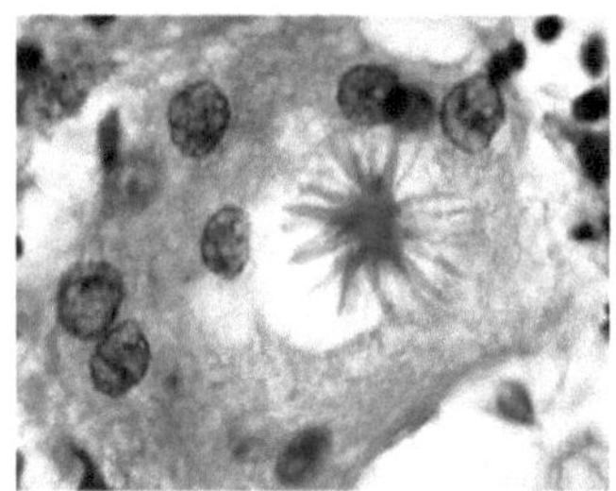

Asteroid Bodies

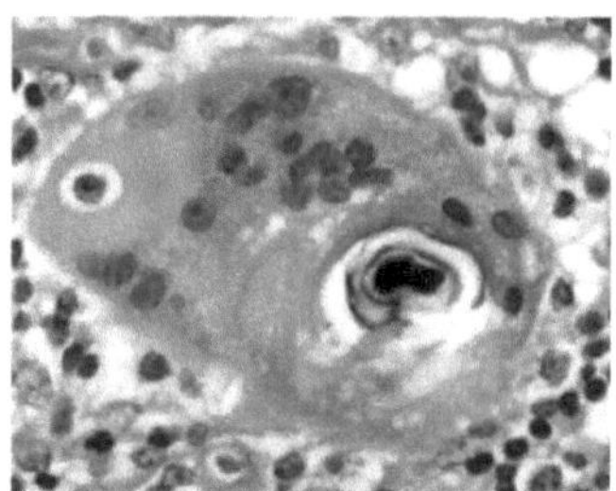

Schauman (Conchoidal) Bodies

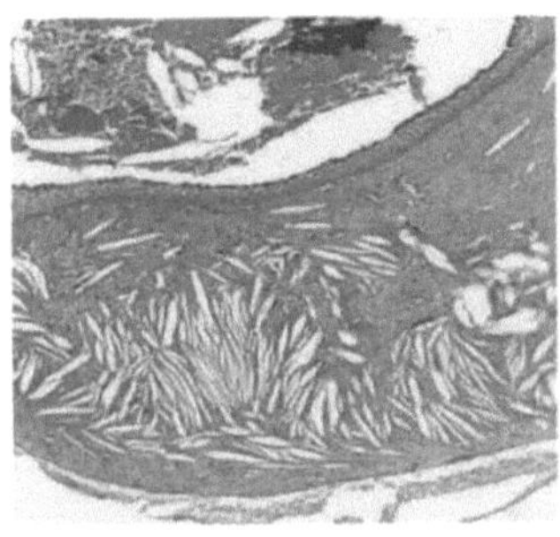

Slit-like (cholesterol) crystals

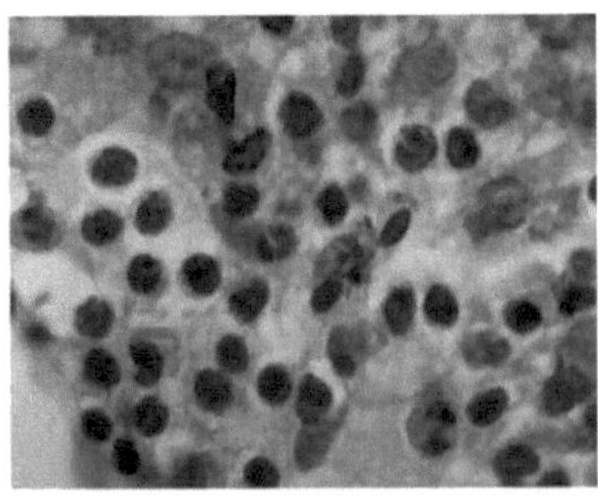

Hamazaki-Wesenberg (H-W) Bodies

4. CLASSIFICAÇÃO DAS LESÕES DE CÉLULAS GIGANTES

I. Classificação das lesões de células gigantes de acordo com Mc Carty & Shklar em 1964

A) Lesões **de células gigantes com corpo estranho-**

-Leprose

-Granuloma periapical

-Outro granuloma infecioso

B) Lesões **de células gigantes de Langhans.**

-Tuberculose

-Sarcoidose

-Celite granulomatosa

C) Lesões **de células gigantes de Touton-**

-Xantoma

-Histiocitoma fibroso

D) Lesões tumorais de células gigantes -

-Carcinomas

-Sarcomas

E) Tipos diversos -

-Células de Aschoff- Nódulo reumático

-Células de Anitschikow

-Células de dispersão

-Células de Warthin-Finkeldy no sarampo

-Células de Reed-Sternberg (linfoma de Hodgkin).

II. Mc Carty e P.L Shklar em 1964 também classificaram as lesões de células gigantes como

A) Traumático -

-granuloma periférico de células gigantes

-Granuloma central de células gigantes

-Granuloma piogénico

-Reabsorção interna

B) Infecções-

-Tuberculose

-Sífilis

-Leprose

-Actinomicose

C) Cística -

-Cisto ósseo traumático

-Cisto ósseo aneurismático

D) Metabólico

-Cherubismo

-Doenças de Pagets

-Displasia fibrosa

E) Neoplasia

-Tumores de células gigantes

-Osteosarcoma

-Linfoma de Burkitt

III. Lucas (1984) classificou as lesões de células gigantes nos tecidos orais como crescimentos intra-ósseos nos maxilares e como lesões extra-ósseas nos tecidos moles.

Crescimentos introasseos no maxilar

a. O tumor de células gigantes do osso.

b. Os granulomas centrais de células gigantes.

c. Lesões focais de células gigantes ou tumor castanho de hiperparatiroidismo.

Lesões extra-ósseas

a. Epúlide de células gigantes.

b. Granuloma periférico de células gigantes. [IV]

IV De acordo com Chattopadhya (1995), a classificação de trabalho do gigante

- Granuloma de células gigantes periférico ou central
- Fibroma de células gigantes

Lesões em que as células gigantes são caraterísticas mas não patognomónicas

- Tuberculose
- Infecções por HSV
- Sarampo
- Xantoma

Lesões associadas à presença de células gigantes

- Granulomas orofaciais
- Infecções fúngicas
- Reacções de corpos estranhos
- Neoplasias
- Sífilis
- Lepra
- Displasia fibrosa
- Querubismo

- Fibromas ossificantes

lesões celulares da cavidade oral[11]

Lesões em que a célula gigante no fundo em causa é patognomónica

- Linfoma de Hodgkin

- Quistos ósseos aneurismáticos
- Doença de Paget do osso
- Granulomatose de Wegner
- Actinomicose
- Osteomielite esclerosante crónica difusa
- Síndrome de Heerfordt
- Fibromatose odontogénica de células gigantes.

V. Paul Auclair et al: 1997

As células gigantes são o achado histológico predominante e constituem a base do seu reconhecimento:

- Granuloma central de células gigantes
- Tumor de células gigantes do osso
- Cisto ósseo aneurismático
- Querubismo
- Tumor castanho de hiperparatiroidismo

VI. De acordo com J Philip Sapp (2004)

-Granuloma central de células gigantes

- Granuloma periférico de células gigantes
- Fase inicial do querubismo
- Cisto ósseo aneursímico
- Tumor castanho de hiperparatiroidismo

VII. De acordo com Baig MF (2007)[3]

A) Células gigantes como principal causa da patologia

1. Granuloma de células gigantes

   Periférico

   Central

2. Tumores de células gigantes

3. Fibroma de células gigantes

4. Hiperparatirodismo

B) Células gigantes caracterizam as lesões:

1. **Infecções:**

   Tuberculose

   Doença de Hansen

   Sífilis

   Sarampo

2. **Lesões granulomatosas:**

   Granulomatose de Wegener

   Granulomatose orofacial

   Granulomatose de pulso

   Sarcoidose

3. **Lesões nos ossos:**

   Quisto ósseo aneurismático

Querubismo

Doença de Pagets

4. **Lesões por corpos estranhos:**

Silicose

Beriliose

5. **Doenças malignas:**

Linfoma Doença de Hodgkins

Carcinoma broncogénico

Carcinoma da tiroide

5. **Diversos:**

Xantoma

Arterite de células gigantes

C) Lesões que podem estar associadas a células gigantes:

1. **Doenças malignas:**

Mieloma múltiplo

Sarcoma de Ewing

Fibrossarcoma

Condrossarcoma

2. **Lesões fibro-ósseas**

Osteoblastoma

Displasia fibrosa

Fibroma cemento-ossificante

3. **Quisto inflamatório como os quistos radiculares**

5. LESÕES DE CÉLULAS GIGANTES

I] CÉLULAS GIGANTES COMO A PRINCIPAL CAUSA DA PATOLOGIA

A) GRANULOMA PERIFÉRICO DE CÉLULAS GIGANTES (PGCG):

O granuloma periférico de células gigantes (PGCG) é um crescimento tumoral relativamente comum da cavidade oral. É uma lesão reactiva benigna relativamente comum da cavidade oral, com origem no periósteo ou no ligamento periodontal. Também é conhecido como epúlide de células gigantes ou granuloma reparador periférico de células gigantes. Jaffe sugeriu pela primeira vez o termo "granuloma reparador de células gigantes" para diferenciar dos tumores de células gigantes. Bernier & Cahn propuseram o termo "granuloma reparador de células gigantes periférico" para a lesão, mas este não é utilizado uma vez que a natureza reparadora destas lesões não foi verificada até à data. Atualmente, o termo granuloma periférico de células gigantes é universalmente aceite.[16]

ETIOLOGIA:

O PGCG é provavelmente uma lesão reactiva causada por irritação local ou trauma1 que resultou em hemorragia gengival ou da mucosa. Os factores agressivos incluem trauma, extração dentária, restaurações mal acabadas, placa bacteriana, cálculo, infecções crónicas e alimentos impactados. A origem das células gigantes multinucleadas é desconhecida; alguns acreditam que elas apresentam caraterísticas imuno-histoquímicas de osteoclastos, enquanto outros sugerem que elas surgem do sistema de fagócitos mononucleares. Outras fontes possíveis incluem osteoblastos, células endoteliais e células fusiformes. A PGCG parece ser influenciada por estímulos hormonais, especialmente o estrogénio.[16]

CARACTERÍSTICAS CLÍNICAS:

O granuloma periférico de células gigantes ocorre exclusivamente na gengiva ou no rebordo alveolar edêntulo, apresentando-se como uma massa nodular pedunculada ou séssil, vermelha ou azul-avermelhada, de aspeto vascular ou hemorrágico, e comumente exibe ulceração superficial. Ocorre mais frequentemente anteriormente aos molares. O tamanho da lesão varia muito, mas a maioria das lesões tem menos de 2 cm. Os granulomas periféricos de células gigantes são geralmente prevalentes na quinta e sexta décadas de vida. Cerca de 60% dos casos ocorrem no sexo feminino. A mandíbula é mais frequentemente afetada do que a maxila.

CARACTERÍSTICAS RADIOGRÁFICAS:

Embora o granuloma periférico de células gigantes se desenvolva nos tecidos moles, a reabsorção em "taça" do osso alveolar subjacente é por vezes observada radiograficamente.[17]

CARACTERÍSTICAS HISTOLÓGICAS:

O granuloma periférico de células gigantes é tipicamente uma massa altamente celular não encapsulada com abundantes células gigantes dispersas. O epitélio está intacto na maioria dos casos, podendo também ser observada a lesão com ulceração ou erosão superficial. O estroma das lesões é constituído por células densamente compactadas, algumas das quais sofrem mitoses. Estas células são de dois tipos: uma célula com grandes núcleos vesiculares redondos com nucléolos proeminentes. O segundo é composto por células fusiformes indistinguíveis de fibroblastos. Também se observa hemorragia intersticial e depósitos de hemossiderina. Foi proposto que as células estromais são células osteoprogenitoras em proliferação, pericitos e fibroblastos.[16]

As células gigantes são principalmente de dois tipos: o primeiro tipo consiste em múltiplos núcleos grandes, ovóides, vesiculares, algo translúcidos com nucléolos proeminentes e a cromatina nuclear estava localizada perifericamente na membrana nuclear distinta com tamanho >100 p de diâmetro (Tipo I). O segundo tipo é constituído por células mais pequenas com citoplasma eosinofílico e pequenos núcleos picnóticos (Tipo-II) . O tipo I representa a célula metabolicamente ativa e o tipo II representa as células moribundas. Existem semelhanças morfológicas e histoquímicas marcantes entre estas células e os osteoclastos. Na maioria dos casos, encontra-se uma faixa de tecido conjuntivo fibroso, que separa o epitélio sobrejacente da lesão. Não são raras as áreas de formação óssea reactiva ou de calcificação distrófica.[16]

A origem das células gigantes não foi estabelecida. Uma teoria sugere que elas surgem das células endoteliais dos capilares, enquanto outra teoria sugere que as células gigantes podem ser derivadas de células gigantes em proliferação associadas à reabsorção de raízes de dentes decíduos.[15]

Clinicamente, deve ser distinguido do granuloma piogénico, tipicamente de cor vermelha brilhante, com ausência microscópica de células gigantes, infiltrado de células inflamatórias crónicas e fibrose.

TRATAMENTO:

O tratamento do PGCG consiste na excisão cirúrgica local e na supressão dos factores etiológicos subjacentes - com eliminação de toda a base da lesão. O prognóstico é excelente. Aproximadamente 10-15% das lesões recidivam e é necessário efetuar novas excisões.[16]

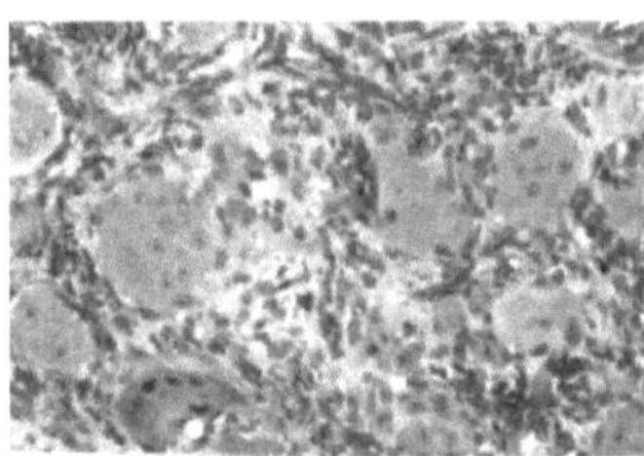

B) GRANULOMA CENTRAL DE CÉLULAS GIGANTES (CGCG)

O granuloma central de células gigantes (GCGC) é uma lesão incomum, benigna, proliferativa e não odontogénica, cuja etiologia não está definida. Foi Jaffe quem primeiro introduziu o termo granuloma reparador central de células gigantes para distinguir esta lesão do tumor de células gigantes dos ossos longos. No entanto, como uma resposta reparadora era bastante rara e a maioria dessas lesões era destrutiva em vez de reparadora, a palavra "reparadora" foi omitida desse termo.[18]

A Organização Mundial de Saúde definiu-a como "uma lesão intra-óssea constituída por tecido fibroso celular que contém múltiplos focos de hemorragia, agregações de células gigantes multinucleadas e, ocasionalmente, trabéculas de osso tecido". [18]

O granuloma central de células gigantes (GCCG) dos maxilares é maioritariamente considerado uma lesão benigna da mandíbula, que representa menos de 7% de todas as lesões benignas dos maxilares. A verdadeira natureza desta lesão é desconhecida; a maioria dos autores considera que a lesão é reactiva e não neoplásica. No entanto, há relatos de CGCG que se comportam como uma neoplasia de crescimento lento, expansiva e destrutiva.

A histogénese da LCCG dos ossos maxilares permanece controversa, uma vez que ainda se discute a possibilidade de representar um processo reativo, inflamatório, infecioso ou neoplásico. Outra teoria é a hipótese vascular que sugere que a LCCG pertence ao espetro das lesões vasculares primárias proliferativas mesenquimais dos maxilares.[18]

CARACTERÍSTICAS CLÍNICAS:

A GCCG afecta crianças e adultos e pode ocorrer em qualquer idade, mas é mais frequente nas primeiras três décadas e é mais frequente no sexo feminino do que no masculino. Qualquer um dos maxilares pode estar envolvido, mas a mandíbula é mais frequentemente afetada. As lesões são mais comuns nos segmentos anteriores dos maxilares e, não raramente, atravessam a linha média.[15]

O granuloma central de células gigantes é normalmente uma lesão assintomática, que pode tornar-se evidente durante um exame radiográfico de rotina ou como resultado de uma expansão indolor mas visível do maxilar afetado. As placas ósseas corticais são afinadas, mas a perfuração dos tecidos moles circundantes é rara. O granuloma central de células gigantes pode levar a uma expansão do córtex, desde que cresça. Foi relatado que o tamanho aumentado da lesão causou mobilidade dentária, deslocamento dentário e reabsorção radicular. Os limites das lesões podem ser regulares ou difusos.

Choung et al. (1986) e Ficarra et al. (1987) definiram a GCCG em dois tipos, referindo-se às suas caraterísticas clínicas e radiográficas

1) As lesões não agressivas constituem a maioria dos casos, apresentam poucos ou nenhuns sintomas, demonstram um crescimento lento e não apresentam perfuração da cortical ou reabsorção radicular dos dentes envolvidos na lesão.
2) As lesões agressivas são caracterizadas por dor, crescimento rápido, perfuração da cortical e reabsorção radicular. Apresentam uma tendência acentuada de recorrência após o tratamento, em comparação com os tipos não agressivos.[18]

CARACTERÍSTICAS RADIOGRÁFICAS:

O aspeto radiográfico da GCCG não é patognomónico e específico. Altera-se com o tamanho da lesão. As lesões pequenas parecem geralmente radiolucentes uniloculares e desprovidas de septos ósseos internos. No entanto, as lesões de grandes dimensões são geralmente radiolúcidas multiloculares e apresentam septos ósseos nesta área. Uma caraterística imagiológica que tem sido associada à GCCG é a presença de um padrão ósseo granular subtil na periferia do osso expandido.[18]

CARACTERÍSTICAS HISTOLÓGICAS:

O granuloma central de células gigantes é constituído por um estroma de tecido conjuntivo fibrilar frouxo com muitos fibroblastos em proliferação intercalados e pequenos capilares. As fibras de colagénio não estão normalmente agrupadas em feixes; no entanto, os grupos de fibras apresentam frequentemente um aspeto espiralado. As células gigantes multinucleadas são proeminentes em todo o tecido conjuntivo, mas não necessariamente abundantes. A morfologia destas células gigantes varia de caso para caso; o tamanho das células é variável e o número de núcleos varia de apenas alguns a várias dezenas.[15]

Ocasionalmente, observam-se no estroma focos de hemorragia com pigmento de hemossiderina e osteoide ou osso recém-formado. As células do estroma podem ser de pelo menos dois tipos: um assemelha-se a (mio) fibroblastos, ovais ou fusiformes com um núcleo em forma de charuto exibindo cromatina esparsa; o outro assemelha-se a macrófagos com núcleos redondos mais pequenos exibindo cromatina densa. As células estromais projectam-se entre as células gigantes em redemoinhos, com padrões focais em espinha de peixe e estoriformes.[18]

Deve ser diferenciado dos tumores de células gigantes (TCG), querubismo e hiperparatiroidismo. Os tumores de células gigantes são neoplasias verdadeiras que surgem mais frequentemente nos ossos longos. O TCG também tem sido relatado envolvendo os maxilares. Clinicamente e radiograficamente assemelha-se ao CGCG. Histopatologicamente, o tumor é caracterizado pela presença de numerosas células gigantes multinucleadas, e sugere-se que as células gigantes do TCG são maiores e contêm mais núcleos em comparação com as células correspondentes do GCCG. O querubismo é uma doença hereditária benigna da maxila e da mandíbula, geralmente encontrada em crianças até aos 5 anos de idade. Os doentes com hiperparatiroidismo apresentam normalmente níveis elevados de cálcio sérico, fosfatase alcalina e paratormona.

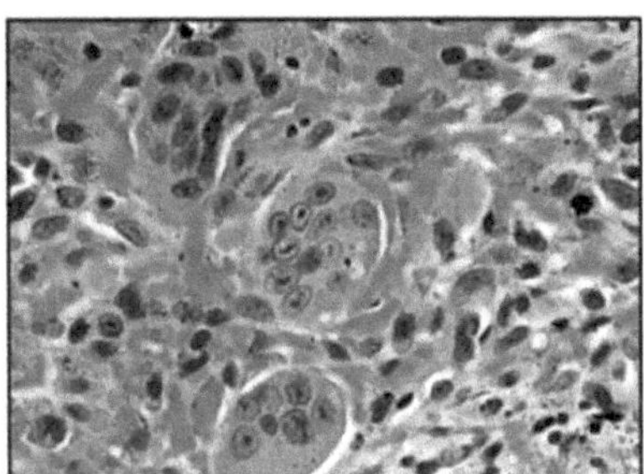

TRATAMENTO:

O tratamento do granuloma de células gigantes é a curetagem e a excisão cirúrgica. A incidência de recorrência, após a cirurgia, é de 4-20%, enquanto as lesões locais agressivas de células gigantes têm uma taxa de recorrência mais elevada. Choung et al. aconselharam a ressecção em bloco, com reconstrução imediata da área afetada, como o tratamento mais adequado. Doses sistémicas de calcitonina e injeção intralesional com corticosteróides também se revelaram eficazes.[18]

C) TUMOR DE CÉLULAS GIGANTES (TCG):

O tumor de células gigantes do osso é um tumor relativamente pouco frequente que se caracteriza pela presença de células gigantes multinucleadas. ***Cooper*** relatou pela primeira vez os tumores de células gigantes no século XVIII; em 1940, ***Jaffe e Lichtenstein*** definiram o tumor de células gigantes de forma mais rigorosa para o distinguir de outros tumores. O tumor de células gigantes tem sido designado por "tumeur a myeloplaxes", "tumor mieloide do osso", "osteoclastoma", "sarcoma de células gigantes" e tumor "benigno" de células gigantes. Este último termo foi aplicado por ***Bloodgood*** em 1956.[4]

Em várias ocasiões, o tumor de células gigantes foi considerado traumático, inflamatório crónico e um verdadeiro tumor. ***Barrie*** introduziu gaze na cavidade medular e interpretou a reação de células gigantes resultante como inflamação crónica e referiu-a como "osteomielite hemorrágica". ***Mallory*** pensava que o processo representava uma reparação defeituosa. Atualmente, nenhuma destas teorias tem grande apoio. Atualmente, a opinião maioritária é que a lesão de células gigantes é um verdadeiro tumor que se comporta normalmente como um tumor benigno, mas que se torna maligno em determinadas condições. A razão para isso é que aparece sem qualquer causa conhecida, envolve progressivamente o osso causando afinamento do córtex e expansão da concha óssea e, por vezes, perfura a cápsula do periósteo, crescendo depois para as partes moles e recorrendo após remoção incompleta.

CARACTERÍSTICAS CLÍNICAS:

O TCG é observado em doentes com mais de 19 anos de idade em 84 % dos casos, com um pico de incidência na terceira década. O TCG tem predileção pelo sexo feminino. O tumor pode envolver tanto a maxila como a mandíbula; nos casos mais tardios, as regiões da sínfise e dos bicúspides são as mais afectadas. Observa-se dor de gravidade variável e inchaço. Os sintomas menos comuns incluem fraqueza, limitação do movimento da articulação e fratura patológica.[15]

CARACTERÍSTICAS HISTOLÓGICAS:

A célula básica em proliferação tem um núcleo redondo ou oval ou fusiforme rodeado por uma zona citoplasmática mal definida. Podem ser encontradas figuras mitóticas. O estroma é ricamente vascularizado e é composto por células redondas e ovais. As células gigantes estão uniformemente dispersas e dominam todo o campo. As células gigantes são geralmente maiores, mais arredondadas e contêm 40-60 núcleos. São comuns pequenas colecções de células espumosas.[15]

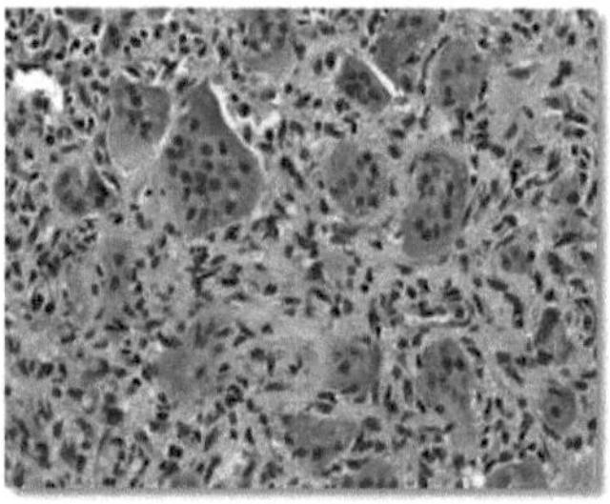

Jaffe classificou os tumores de células gigantes como:

Grau I: menos agressivo, estroma sem atipia

Grau II: estroma celular muito compacto com evidência de atipia; tendem a recorrer fortemente

Grau III: estroma de tipo sarcomatoso, atipia com disposição em espiral; estes casos são malignos e metastizam.

TRATAMENTO:

A remoção do tumor por curetagem é o tratamento mais aceitável. A recorrência pode ser observada até 7 anos depois. Pode ocorrer fibrossarcoma ou osteossarcoma devido a alterações malignas secundárias.

D) FIBROMA DE CÉLULAS GIGANTES (FCG):

O fibroma de células gigantes é uma lesão não neoplásica interessante da mucosa oral. O FGC foi descrito pela primeira vez como uma entidade separada entre as lesões fibrosas hiperplásicas dos tecidos moles por **Weathers** e **Callihan** em 1974. O seu nome deve-se às suas células gigantes mononucleares e multinucleadas, carateristicamente grandes, de forma estrelada. O FGC é uma lesão hiperplásica fibrosa da cavidade oral com uma clinicopatologia distinta do fibroma traumático. O Fibroma de Células Gigantes é uma lesão hiperplásica fibrosa relativamente rara que só pode ser diagnosticada através de exame histopatológico. Trata-se de uma lesão reactiva que se considerou ocorrer devido a irritação crónica e que se caracteriza por alterações funcionais nas células fibroblásticas. Foi também proposta uma possível etiologia proliferativa induzida por vírus, mas que permanece pouco clara.[19] O fibroma de células gigantes representa aproximadamente 2-5% de todas as proliferações fibrosas orais submetidas a biopsia.[18]

CARACTERÍSTICAS CLÍNICAS:

A FBC afecta geralmente doentes na 2ª e 3ª décadas de vida e apenas 4 a 17% dos casos de FBC foram relatados em crianças com menos de 10 anos de idade. Quatro estudos demonstraram uma ligeira preponderância feminina na ocorrência de CAG, enquanto outro estudo não demonstrou uma predileção significativa pelo sexo. Clinicamente, o CAG é assintomático e apresenta-se como uma lesão fibrosa pedunculada ou séssil com a cor da mucosa normal, medindo 0,5-1 cm e com uma superfície de seixos. A superfície pode estar ulcerada devido a trauma agudo. Encontra-se mais frequentemente na gengiva mandibular (2:1), seguida da língua e da mucosa bucal.

CARACTERÍSTICAS HISTOLÓGICAS:

As caraterísticas histológicas da lesão incluem a presença de fibroblastos de forma estrelada com delicados processos dendríticos e um, dois ou múltiplos núcleos. Estas células encontram-se geralmente logo abaixo do epitélio. O estroma é constituído por tecido conjuntivo fibroso, bastante colagénico, com um padrão espiralado e um número variável de fibroblastos fusiformes, enquanto o epitélio sobrejacente é geralmente fino, com rete pegs estreitos e alongados. A origem das células gigantes também é controversa. A teoria mais aceite defende uma origem fibroblástica das células gigantes. Alguns investigadores defendem que as células gigantes podem ser células mesenquimatosas multipotenciais com diferenciação miofibroblástica^][20]

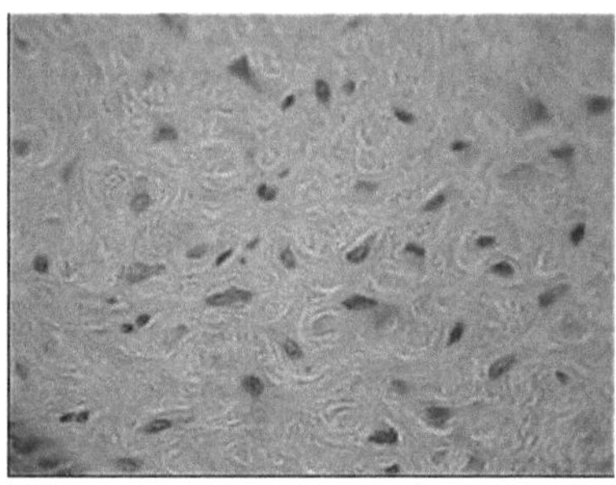

O exame ultra-estrutural sugeriu que as células gigantes estreladas e multinucleadas são fibroblastos invulgares. O estudo microscópico eletrónico e imuno-histoquímico revelou que estes fibroblastos gigantes são identificados como fibroblastos atípicos e formados pela fusão de células mononucleares. Estas células têm microfilamentos intracelulares. Os fibroblastos gigantes mostraram reatividade negativa para citoqueratina, neurofilamento, HHF, CD 68, HLA DR, triptase e proteína S 100 e coloração positiva apenas para vimentina e prolil-4-hidrolase, sugerindo que as células estreladas e multinucleadas do GCF têm um fenótipo fibroblástico. Além disso, em alguns casos, subconjuntos menores de células gigantes mostraram positividade para o fator XIIIa, indicando que as células estreladas podem ser de linhagem fibroblástica com uma mistura variável de células de dendrócitos da mucosa.[19]

O diagnóstico diferencial de um nódulo de tecido mole firme na gengiva de uma criança pode incluir fibroma de irritação, papiloma, fibroma ossificante periférico, hiperplasia fibrosa focal, fibroma odontogénico periférico e hamartoma odontogénico. O fibroma de irritação ocorre normalmente numa idade mais avançada na mucosa bucal, com uma nítida predileção pelo sexo feminino. É normalmente maior do que 1 cm com uma superfície de seixos ou papilar. O fibroma ossificante periférico é caracterizado por regiões calcificadas, que podem ser aparentes radiograficamente. A hiperplasia fibrosa focal (epúlide fibrosa) tem um aspeto clínico semelhante, mas as células gigantes estão ausentes. O fibroma odontogénico periférico e o hamartoma odontogénico são entidades raras, caracterizadas pela presença de epitélio odontogénico ao nível microscópico.[20]

A papila retrocúspide é uma lesão de desenvolvimento que se apresenta como um pequeno nódulo cor-de-rosa, sempre encontrado na infância, na região lingual do canino mandibular, bilateralmente, e que regride com a idade. A papila retrocúspide tem caraterísticas histológicas idênticas às do GCF e distingue-se com base na sua localização distinta.

TRATAMENTO:

A escolha do tratamento para o GCF é a excisão cirúrgica nos adultos, enquanto que nas crianças é preferível a eletrocirurgia ou a excisão a laser. A recorrência é rara.

E) HIPERPARATIROIDISMO:

A produção excessiva de hormona paratiroideia (PTH) resulta na condição conhecida como hiperparatiroidismo. A PTH é normalmente produzida pelas glândulas paratiróides em resposta a uma diminuição do nível de cálcio sérico [21]. O primeiro relato de hiperparatiroidismo (HPT) foi publicado em 1743 por ***Sylvanus Bevan***, mas atribui-se a Recklinghausen a primeira descrição das alterações ósseas associadas, conhecidas como "osteíte fibrosa cística", em 1891. Está subdividido em quatro tipos, nomeadamente primário, secundário, terciário e paraneoplásico.

O hiperparatiroidismo primário é caracterizado pela hipersecreção da hormona paratiroideia pelas glândulas paratiroides hiperplásicas (15-20%), por um adenoma das paratiroides (80%) ou, menos frequentemente, por um adenocarcinoma (3%). Está associada à síndrome de neoplasia endócrina múltipla (MEN) em cerca de 1-5% dos casos[22].

O hiperparatiroidismo secundário ocorre como uma resposta normal à hipocalcemia devida a doenças que afectam os rins (como a acidose tubular renal), o fígado, os intestinos e a deficiência de vitamina D.[22]

O hiperparatiroidismo terciário ocorre em doentes com hiperparatiroidismo secundário de longa data que desenvolvem produção autónoma de PTH com hipercalcemia. Isto pode ocorrer após a restauração da função renal com diálise ou transplante. A taxa de incidência é de 6-7%.[24]

O termo HPT paraneoplásico pode ser utilizado quando fontes de polipéptidos semelhantes aos da paratiroide são produzidos por neoplasias como o mieloma múltiplo, o carcinoma broncogénico, ginecológico e renal e os feocromocitomas, todos eles resultando em hipercalcemia. A hipercalcemia paraneoplásica resulta da reabsorção direta do osso por neoplasias esqueléticas primárias (por exemplo, mieloma) ou na ausência de lesões ósseas devido à elaboração de agentes humorais mobilizadores de cálcio, como a prostaglandina E2, o fator de ativação osteoclástica ou substâncias semelhantes à PTH e à vitamina D.

Na maioria dos casos, a etiologia do hiperparatiroidismo primário é desconhecida. Foi sugerido que a irradiação prévia pode ser uma causa possível. A doença é mais frequente em mulheres pós-menopáusicas, tendo sido também sugerida a possibilidade de a diminuição dos níveis de estrogénio ser parcialmente responsável por esta doença. Numa pequena percentagem de casos, a doença pode ser hereditária, ocorrendo em doentes com uma das síndromes de neoplasia endócrina múltipla, a síndrome de tipo Noonan.

CARACTERÍSTICAS CLÍNICAS:

O hiperparatiroidismo é uma doença relativamente rara, que normalmente afecta doentes com mais de 60 anos de idade. As mulheres são duas ou três vezes mais frequentemente afectadas do que os homens pelo hiperparatiroidismo primário. As caraterísticas clínicas associadas à forma primária, classicamente descritas como "pedras, ossos, gemidos e gemidos" (pedras renais, dores esqueléticas e articulares, perturbações gastrointestinais e neuropsiquiátricas). As fracturas ósseas e as deformidades, como o encurvamento dos ossos longos, podem ser consequências da desmineralização generalizada. As queixas de apresentação não esqueléticas incluem os achados generalizados de fraqueza neuromuscular e fadiga, que aparecem precocemente e de forma insidiosa [22].

As manifestações gastrointestinais incluem úlceras pépticas secundárias ao aumento do ácido gástrico, da pepsina e dos níveis séricos de gastrina. Raramente, pode desenvolver-se pancreatite secundária à obstrução dos canais pancreáticos mais pequenos por depósitos de cálcio. Por vezes, a mineralização extra-esquelética nas paredes dos vasos sanguíneos pode causar dores musculares e levar a complicações graves, incluindo gangrena.[22]

A manifestação neurológica pode tornar-se evidente quando os níveis séricos de cálcio são muito elevados, excedendo 16-17 mg por dl. Nestes casos, pode ocorrer coma ou crise paratiroideia. A perda de memória e a depressão são comuns e, raramente, pode surgir uma verdadeira psicose. Alguns dos achados neurológicos podem ser atribuídos a depósitos de cálcio no cérebro.

Os achados intra-orais incluem inchaço ósseo em mais de um quadrante como resultado do envolvimento do tumor castanho. A redução na altura da crista inferior edêntula foi atribuída ao HPT.

CARACTERÍSTICAS RADIOGRÁFICAS:

O primeiro sinal clínico da doença é a reabsorção subperiosteal da falange dos dedos indicador e médio. Um padrão de **sal e pimenta** resultante de extensa reabsorção do osso cortical pode ser visto com doença grave envolvendo o crânio. A perda generalizada da lâmina dura que envolve as raízes dos dentes também é vista como uma manifestação precoce da doença. As alterações no padrão trabecular desenvolvem-se carateristicamente a seguir. A diminuição do padrão trabecular

A densidade e a indefinição do padrão trabecular normal ocorrem; frequentemente, o resultado é um aspeto de **vidro despolido**.[21]

A obliteração pulpar, com calcificação completa da câmara pulpar e dos canais, está associada à HPT secundária.

Com a persistência da doença, desenvolvem-se lesões ósseas como o tumor castanho do hiperparatiroidismo. A sua cor é castanho-avermelhada escura devido à hemorragia abundante e à deposição de hemossiderina. A manifestação esquelética mais grave do hiperparatiroidismo crónico foi denominada "osteíte fibrosa cística", uma doença que se desenvolve a partir da degeneração central e da fibrose de tumores castanhos de longa duração.

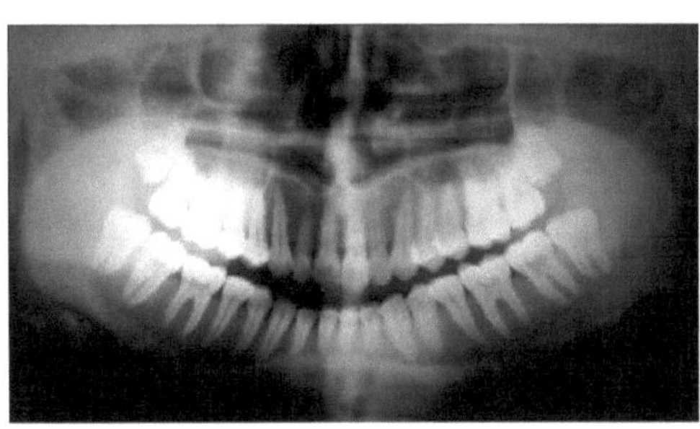

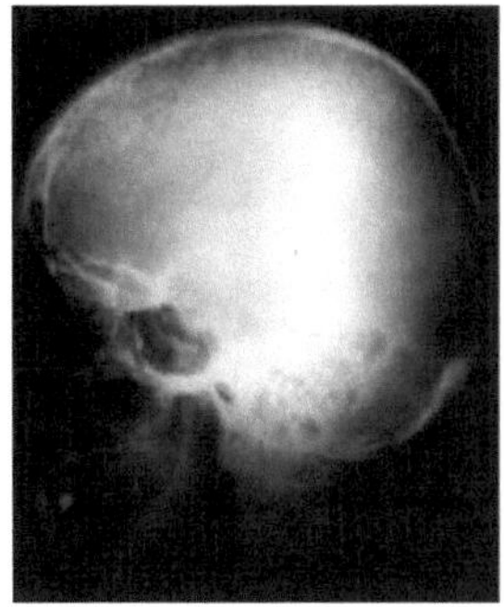

CARACTERÍSTICAS HISTOLÓGICAS:

A alteração mais caraterística do osso é uma reabsorção osteoclástica das trabéculas da esponjosa e ao longo dos vasos sanguíneos no sistema Haversiano do córtex. Nas zonas de reabsorção, osteoblastos volumosos revestem os osteóides. Está presente uma fibrose acentuada dos espaços medulares. Os fibroblastos substituem as trabéculas reabsorvidas e, nas ilhas fibróticas, há hemorragia recente e antiga com muita hemossiderina. À medida que a doença progride, desenvolvem-se osteoclastomas, caracterizados por massas de fibroblastos que crescem num sincício frouxo, entre os quais se encontram numerosos capilares e espaços sanguíneos revestidos por endotélio, glóbulos vermelhos, muitas áreas de hemossiderina amarela ou castanha e inúmeras células gigantes multinucleadas. As fases posteriores são microscopicamente indistinguíveis do granuloma central de células gigantes.[25]

O diagnóstico é confirmado por uma investigação sanguínea que revela hipercalcemia, hipofosfatemia e um nível elevado de paratormona sérica, juntamente com hipercalciúria e hiperfosfatúria. O nível sérico de alcalinos está aumentado nas lesões osteolíticas[25].

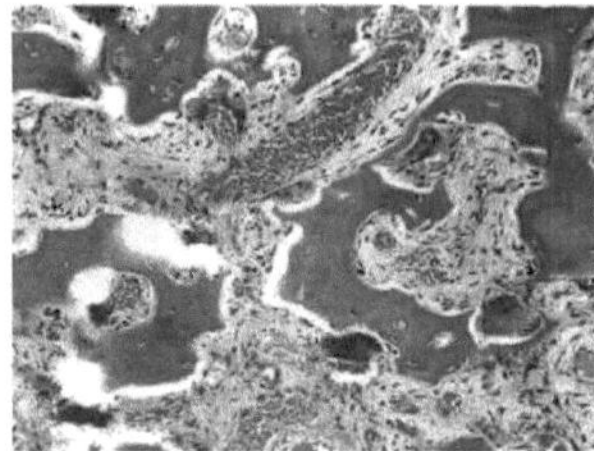

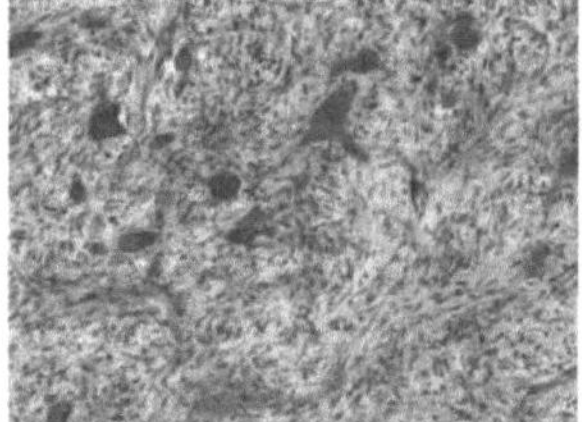

TRATAMENTO:

A excisão do tumor da paratiroide cura o HPT primário. As lesões ósseas tendem a resolver-se espontaneamente após a correção do distúrbio hormonal e metabólico. Na HPT secundária com osteodistrofia renal que tenha estado em diálise a longo prazo, o tratamento consiste em suprimir o tecido paratiroide hiperplásico aumentando o nível de cálcio sérico. Isto pode ser conseguido temporariamente através de suplementos orais de cálcio, análogos da vitamina D e níveis elevados de cálcio dialisado. Os doentes refractários têm sido tratados através de paratiroidectomia parcial ou total.

II] CÉLULAS GIGANTES QUE CARACTERIZAM AS LESÕES

A) INFECÇÕES:

INFECÇÕES BACTERIANAS:

1) TUBERCULOSE

O "capitão de todos os homens da morte", a tuberculose (TB) tem sido um flagelo da humanidade desde tempos imemoriais.[26] A tuberculose é uma doença granulomatosa crónica que pode afetar vários sistemas do corpo. No ser humano, é causada por Mycobacterium tuberculosis, Mycobacterium bovis e Mycobacteria atípica, principalmente por Mycobacterium tuberculosis.[27]

ETIOLOGIA:

O M. tuberculosis é um parasita intracelular facultativo. Trata-se de uma bactéria aeróbia fina, em forma de bastonete, não formadora de esporos, denominada bacilo ácido-resistente, uma vez que não pode ser descolorada pelo álcool ácido depois de corada. A solidez aos ácidos deve-se ao elevado teor de ácido micólico, de ácidos gordos de cadeia longa e de outros lípidos da parede celular.[28]

Com uma incidência de 139 por 100.000 (em 2007) infecções activas por Mycobacterium tuberculosis a nível mundial, estima-se que dois mil milhões de pessoas (ou seja, um terço da população mundial) tenham estado em contacto com o bacilo da TB. Existe uma proporção significativa de doentes (15-25%) em que a infeção por TB ativa se manifesta num local extrapulmonar.[29] A Índia é responsável por um quinto do fardo global da tuberculose. A OMS lançou o **DOTS** ou Diretly Observed Therapy Short-term, um protocolo de tratamento baseado na comunidade para controlar a TB. **PATOGENESE:**

A interação entre os bacilos e o hospedeiro começa com a inalação de núcleos de gotículas provenientes de doentes infecciosos. A maioria dos bacilos é retida e exalada por ação ciliar e uma fração inferior a 10% entra nos alvéolos. Na fase inicial da interação bactéria-hospedeiro, ou os macrófagos do hospedeiro controlam a multiplicação das bactérias ou as bactérias crescem e matam os macrófagos. As fases iniciais são assintomáticas. Cerca de duas ou quatro semanas após a infeção, desenvolvem-se respostas de ativação dos macrófagos e de danos nos tecidos. Com o desenvolvimento de imunidade específica e a acumulação de um grande número de macrófagos activados no local da lesão primária, formam-se granulomas ou tubérculos. O tubérculo duro é constituído por células epitelóides, **células gigantes de Langhans**, células plasmáticas e fibroblastos. A parte central da lesão contém material necrótico caseoso, macio e caseoso (**necrose caseosa**). Este material necrótico pode sofrer calcificação numa fase posterior, denominada "**complexo de Ranne**". Nas fases iniciais, a propagação da infeção é feita principalmente por macrófagos para os gânglios linfáticos, outros tecidos e órgãos. Na infância, devido à fraca imunidade, a propagação hematogénea resulta em tuberculose militar fatal ou **tuberculose meningite**.[28]

CARACTERÍSTICAS CLÍNICAS:

Os sinais e sintomas clínicos gerais da tuberculose são frequentemente discretos. O doente pode ter febre e arrepios episódicos, mas a fadiga fácil e o mal-estar são frequentemente as principais caraterísticas iniciais da doença. Pode haver uma perda de peso gradual acompanhada por uma tosse persistente com ou sem hemoptise associada. Em geral, a doença é classificada como pulmonar ou extra-pulmonar. A tuberculose primária da pele, ou **lúpus vulgar**, pode ocorrer tanto em crianças como em adultos. É comummente observada na face sob a forma de nódulos populares que frequentemente ulceram.[28]

As lesões tuberculosas da cavidade oral são raras. Também podem ser classificadas como

1) Primário: tuberculina negativa
    a) Complexo primário de cancro da tuberculose
    b) Tuberculose miliar - lesões miliares da mucosa oral como parte de um envolvimento hematogénico generalizado.
2) Secundário: tuberculina positiva
    a) Ulceração, fissura ou granuloma tuberculoso
    b) Tuberculose cutânea orificial
    c) Extensão mucosa da osteomielite tuberculosa dos maxilares.

A prevalência de manifestações orais em doentes com tuberculose primária varia entre 0,8 e 3,5%. Embora o mecanismo de inoculação primária da mucosa oral não seja claro, pensa-se que os microrganismos invadem através de pequenas abrasões. Em condições normais, as bactérias não conseguem invadir a mucosa devido à resistência natural do organismo. Erosões ou abrasões devidas a qualquer trauma danificam a barreira natural e facilitam a invasão de microrganismos. A extração de dentes, as doenças periodontais, os cuidados orais inadequados e as irritações por vários outros motivos preparam o terreno para o implante.[30]

Após um período de incubação de duas a três semanas, surge um nódulo no local original de inoculação. Este é geralmente indolor no início e, muitas vezes, progride para ulceração com induração periférica considerável. Esta situação é designada por "**cancro tuberculoso**". A tuberculose oral primária envolve normalmente a gengiva e apresenta-se como uma proliferação difusa, hiperémica, nodular ou papilar dos tecidos gengivais. A tuberculose oral primária está normalmente associada a linfadenopatia regional[26] . Se a resistência do doente for elevada, a ulceração cura, caso contrário, progride para uma disseminação generalizada (**tuberculose miliar**), em que os organismos se espalham hematologicamente para todas as partes do corpo, semeando-se sob a forma de pequenas pápulas (**sementes de painço**), estendendo-se em menor grau aos tecidos adjacentes por progressão direta do local primário ou os gânglios linfáticos tuberculosos supuram e penetram nos tecidos sobrejacentes (**escrofulodermia**). O doente, sem uma terapia adequada, normalmente sucumbe rapidamente à infeção fulminante[30] .

A lesão secundária mais comum da boca é a **úlcera tuberculosa**. Clinicamente, a úlcera é dolorosa e irregular, com uma borda fina e minada. A superfície da úlcera é vegetante e geralmente coberta por exsudado cinzento-amarelado. A lesão pode ser precedida por uma vesícula ou nódulo opalescente. O tecido circundante é ligeiramente endurecido com inflamação. O dorso da língua é o mais frequentemente afetado, seguido do palato, da mucosa bucal e do lábio na tuberculose secundária.[28]

O granuloma tuberculoso ou **o tuberculoma** foram descritos como lesões periapicais dos dentes que aparecem nas radiografias intra-orais como áreas radiolucentes circunscritas semelhantes a lesões dentárias não específicas.

As lesões proliferativas tuberculosas podem ser encontradas na mucosa bucal e noutros locais da boca.[28]

A "**Tuberculose Cutânea Orificial**" representa lesões tuberculosas das áreas mucocutâneas contíguas aos orifícios corporais em doentes com um foco interno de tuberculose. O local mais comum é a boca e os lábios dos doentes com tuberculose pulmonar; a região anogenital pode estar envolvida em doentes que sofrem de tuberculose do trato gastrointestinal ou urinário e aparece como uma ulceração granulosa superficial, que pode permanecer pequena ou progredir com uma destruição considerável dos tecidos.[30]

A osteomielite tuberculosa dos maxilares é uma complicação ocasional da tuberculose pulmonar ou disseminada. A lesão pode estender-se à pele do rosto.

CARACTERÍSTICAS HISTOLÓGICAS:

A lesão caraterística é um tubérculo, que consiste numa lesão bem circunscrita composta por uma zona central de necrose caseosa rodeada por várias zonas concêntricas de resposta inflamatória. Adjacente à área central de necrose granular encontra-se uma zona de envolvimento histiocítico e de células gigantes. As células gigantes multinucleadas apresentam um aspeto caraterístico, com núcleos dispostos perifericamente e a área central contendo citoplasma claro com um aspeto algo espumoso, designado por "**células gigantes de Langhans**". Pode dever-se ao facto de a ingestão dos bacilos da tuberculose, com as suas cápsulas cerosas, empurrar os núcleos para a periferia das células gigantes. As células gigantes são poucas em comparação com a massa de histiócitos. Os histiócitos, inchados com material estranho, parecem grandes e arredondados, de modo que se assemelham a células epiteliais. Por esta razão, foram designados por "**células epiteliais**". Para além desta zona, existe uma área de linfócitos relativamente densos. À volta desta zona existe uma área de fibrose. Na úlcera da mucosa oral, o tubérculo forma-se no epitélio oral ou perto dele, de modo que o epitélio escamoso estratificado sofre necrose e forma-se uma grande ulceração. O fundo da úlcera, assim como as paredes, apresenta o padrão caraterístico de um tubérculo, com necrose, reação histiocítica e de células gigantes e infiltração linfocítica. Devido à ulceração, aparecem leucócitos polimorfonucleares adjacentes à parede da úlcera.[30]

O diagnóstico diferencial inclui carcinoma de células escamosas, sarcoidose, sífilis, infecções micóticas, estomatite e granulomas de corpo estranho.

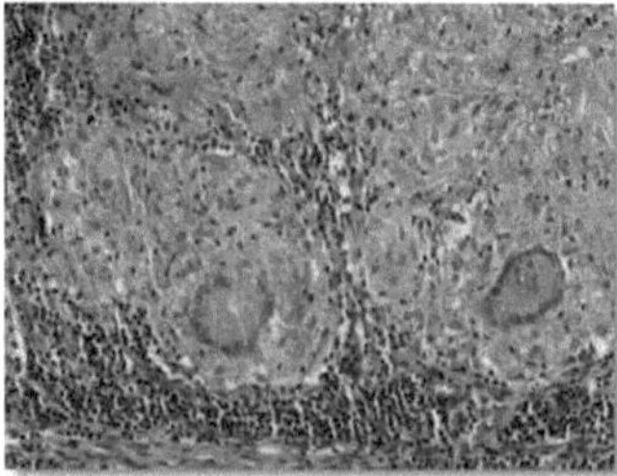

DIAGNÓSTICO:

O diagnóstico pode ser efectuado através da identificação do organismo a partir do exsudado suspeito (por exemplo, expetoração matinal), através da análise de um esfregaço utilizando a microscopia convencional. A coloração de Ziehl-Neilsen dos bacilos ácido-rápidos é o padrão de ouro para o diagnóstico da TB. Outras técnicas de coloração incluem a Auramina-Rodamina fluorescente, a Fucsina de Carbol e o método de coloração a frio de Kinyoun. Um mínimo de 3 bacilos álcool-ácido rápidos na coloração Z-N e 5 bacilos álcool-ácido rápidos na coloração fluorescente é considerado positivo.

CARACTERÍSTICAS RADIOGRÁFICAS:

Na radiografia do tórax, as lesões primárias cicatrizadas podem deixar pequenos nódulos periféricos. O complexo de Ghon é constituído por um nódulo periférico calcificado juntamente com um gânglio linfático hilar calcificado. A TAC de alta resolução pode ser utilizada para diferenciar as formas militar e difusa da TB. A RMN é mais útil para o diagnóstico da TB extrapulmonar.

CULTURA DE MICOBACTÉRIAS:

As culturas convencionais de micobactérias são efectuadas em meio Lowenstein-Jensen ou em meio Middle brook. O M. tuberculosis demora 4-6 semanas a crescer em meio L-J. Outros métodos de cultura mais rápidos são

1) A técnica de cultura rápida em lâmina envolve o cultivo de micobactérias em lâminas e o exame destas microculturas ao microscópio.
2) BACTEC Rapid Radiometric Culture System baseado na deteção da utilização de um radioisótopo de carbono pelas micobactérias.

Os métodos de diagnóstico mais recentes incluem ELISA, PCR para identificar o ADN bacteriano, Radioimunoensaio (RIA), Anticorpo Fluorescente de Antigénio Solúvel (SAFA).

PROVA DA TUBERCULINA: (PROVA DE MONTOUX):

É administrada uma injeção subcutânea de 0,1 ml de 5 unidades de tuberculina de derivado proteico purificado de Siebert estabilizado com Tween 80 ou 1 unidade de tuberculina de PPD-RT 23 no antebraço. O resultado é positivo se for observada induração após 48-72 horas.

>15mm e ulceração - fortemente positivo

>10mm - positivo

5-8mm - indeterminado

<5mm - negativo.

TRATAMENTO:

Os medicamentos de primeira linha incluem a rifampicina, a isoniazida, o etambutol, a pirazinamida e a esterptomicina. Os medicamentos de segunda linha incluem os aminoglicosídeos, os polipéptidos e as fluroquinolonas. A tuberculose multirresistente (TB-MDR) é uma variante da TB que não responde a um ou mais medicamentos antituberculosos.

Regimes:

1. Rifampicina+ Isoniazida - 9 meses,
2. Fase inicial (2 meses): Pirazinamida + Rifampicina + Isoniazida

   Fase de continuação (4 meses): Rifampicina+ Isoniazida

A tuberculose extensivamente resistente aos medicamentos (XDR-TB) é resistente a quase todos os medicamentos antituberculosos. O tratamento consiste em qualquer medicamento de primeira linha + qualquer flouroquinoleno + pelo menos 1 de 3 medicamentos injectáveis de segunda linha.

PREVENÇÃO:

Vacinação **BCG** (Bacille Calmette Guerin): É administrada uma injeção intradérmica (0,1 ml) de uma estirpe atenuada de M. bovis.

TB E DENTISTA:

A TB é um risco profissional reconhecido para os dentistas, uma vez que trabalhamos em estreita proximidade com as cavidades nasais e orais dos doentes, com a geração de sprays potencialmente infecciosos durante os procedimentos operatórios de rotina. Um historial de TB deve levar o médico a distinguir se a pessoa é um caso ativo em tratamento, um caso ativo sem tratamento ou um caso previamente infetado mas atualmente sem doença. Os casos activos não tratados representam um risco máximo para o pessoal dentário.

Apenas as emergências dentárias devem ser tratadas em ambiente controlado para casos activos de TB.[31]

2) LEPRA (DOENÇA DE HANSEN)

A lepra é uma doença infecciosa crónica e granulomatosa causada pelo Mycobacterium Leprae que afecta principalmente a pele, os nervos periféricos e as membranas mucosas. Nos séculos XVI e XVII era considerada uma maldição divina. Em 1874, foi proposta a teoria dos germes e, posteriormente, **Armauer Hansen** relatou a observação microscópica do organismo que causa a doença.[32]

ETIOLOGIA:

O Mycobacterium leprae é um bacilo intracelular obrigatório, gram-positivo, ácido-rápido. Cresce melhor em tecidos mais frios como a pele, nervo periférico, trato respiratório superior, câmara anterior do olho e testículos, poupando áreas mais quentes como a axila, virilha, couro cabeludo e linha média das costas. A coloração com o método de Ziehl e Nielsen demonstra o bacilo. O bacilo da lepra vivo aparece como um bastonete sólido e cor-de-rosa, enquanto os bacilos da lepra não vivos são granulares ou fragmentados. O modo de infeção não é conhecido, mas a provável propagação pode ser através da secreção nasal.[28]

PATOGENESE:

O M. leprae provoca um amplo espetro patológico de respostas inflamatórias no hospedeiro em seres humanos. Uma vez infetado, as respostas mediadas por células e hormonais são desencadeadas pelos glicolípidos do ADN do antigénio bacteriano. O lipoarabinomanano, um componente da membrana celular, induz a imunossupressão através da inibição da ativação dos macrófagos mediada pelo interferão gama. O período de incubação pode variar de algumas semanas a 30 anos.[28]

CLASSIFICAÇÃO:

Na década de 1960, Ridley e Jopling propuseram um esquema de classificação histológica para a lepra que variava em termos de gravidade, começando com a lepra indeterminante inicial (I) e continuando com a lepra tuberculoide polar (TT), a lepra tuberculoide limítrofe (BT), a lepra limítrofe média (BB), a lepra lepromatosa limítrofe (BL) e a lepra lepromatosa polar (LL).

Em 1982, a Organização Mundial de Saúde (OMS) defendeu o uso de dois regimes diferentes de poliquimioterapia para o tratamento da hanseníase. Os regimes de tratamento foram originalmente atribuídos com base na classificação de Ridley-Jopling, que definia os casos de lepra I, TT e BT como sendo paucibacilares (PB), e os casos de lepra BB, BL e LL como sendo multibacilares (MB).[33]

CARACTERÍSTICAS CLÍNICAS:

A lepra manifesta-se em duas formas polares. As lesões tuberculóides são caracterizadas por erupções maculares eritematosas, únicas ou múltiplas, com envolvimento dos nervos dérmicos e dos troncos nervosos periféricos, resultando na perda de sensibilidade, frequentemente acompanhada pela perda de transpiração da pele afetada. As manifestações orais são raras nesta forma. [34]

Na lepra lepromatosa, as lesões desenvolvem-se precocemente em máculas ou pápulas eritematosas que, subsequentemente, levam a um espessamento progressivo da pele e a nódulos caraterísticos que produzem uma aparência facial distorcida (**fácies leonina**). [34]

As lesões orais nesta hanseníase desenvolvem-se insidiosamente, são geralmente assintomáticas e são secundárias às alterações nasais. A seqüência de alterações patológicas seguiria o mesmo padrão descrito por Pinkerton em 1932 nas mucosas nasal e oral: congestão, infiltração e formação de nódulos, possível ulceração, atrofias e fibrose. Os locais envolvidos são:

1. **Palato:** Embora a maioria dos autores tenha encontrado alterações mais graves nas porções médio-avançadas, alguns autores consideram o palato mole a área mais frequentemente afetada. São observados os mais variados tipos de lesões: infiltração, ulceração, perfuração e nódulos avermelhados ou amarelo-avermelhados, sésseis ou pedunculados variando de 2 a 10 mm, alguns confluentes e com tendência à ulceração.

2. **Língua:** É afetada em 17% a 25% dos casos, principalmente a superfície dorsal, sobretudo os dois terços anteriores. Foram descritas alterações desde erosões superficiais com perda das papilas e fissuras longitudinais até infiltrações nodulares que podem levar a um "aspeto de pedra de calçada".

3. **Úvula:** Em casos extremos, há uma fibrose intensa com perda parcial ou mesmo destruição completa.

4. **Lábios:** Pode haver macrocheilia (causada por infiltração) ou microstomia (causada por ulceração e

subsequente reparação com fibrose de lepromas periorais ou labiais).

5. **Gengivas:** São geralmente afectadas na área atrás dos incisivos centrais superiores, muitas vezes por contiguidade, de lesões do palato duro. Pode ocorrer gengivite crónica e peridontite.[35]

Moller-Christensen, arqueólogo dinamarquês, que, em 1952, ao examinar esqueleto escavado da idade média, verificou alterações ósseas típicas de certas partes da face: alterações inflamatórias endonasais, atrofia da espinha nasal anterior e dos processos alveolares pré-maxilares, com perda dos incisivos centrais e laterais superiores. Denominou as alterações faciais resultantes destas alterações de "**fácies leprosa**".[35]

CARACTERÍSTICAS HISTOLÓGICAS:

Microscopicamente, reação inflamatória granulomatosa circunscrita composta por histiócitos e linfócitos inchados e vacuolados, com proliferação descendente do epitélio da mucosa sobrejacente ou pode haver uma reação granulomatosa tuberculoide com células gigantes multinucleadas do tipo Langhans, bem como histiócitos e linfócitos inchados. Estão frequentemente presentes leucócitos neutrófilos e eosinófilos dispersos. A necrose caseosa está ausente e o granuloma de células gigantes pode ser incorretamente diagnosticado como sarcoide. Os granulomas na hanseníase são circundados por tecido conjuntivo fibroso denso. Os nervos na área podem demonstrar uma resposta inflamatória tuberculoide ou mononuclear nas fases iniciais e degeneração e fibrose nas fases tardias. Nos nódulos de lepromatosa, as bactérias podem aparecer em aglomerados densos de material basófilo. Na pele, o epitélio sobrejacente é fino e atrófico, em vez de hiperplásico nas lesões da mucosa oral. [30]

Hanseníase paucibacilar: revela o padrão tuberculoide que demonstra inflamação granulomatosa com aglomerados bem formados de histiócitos epitelióides, linfócitos e células gigantes multinucleadas. Há escassez de organismos e, se presentes, podem ser demonstrados com colorações ácido-resistentes.

Hanseníase multibacilar: não apresenta granulomas bem formados; o achado típico são lâminas de linfócitos misturadas com histiócitos vacuolados conhecidos como **células lepra**. Esta variante apresenta uma abundância de organismos.[34]

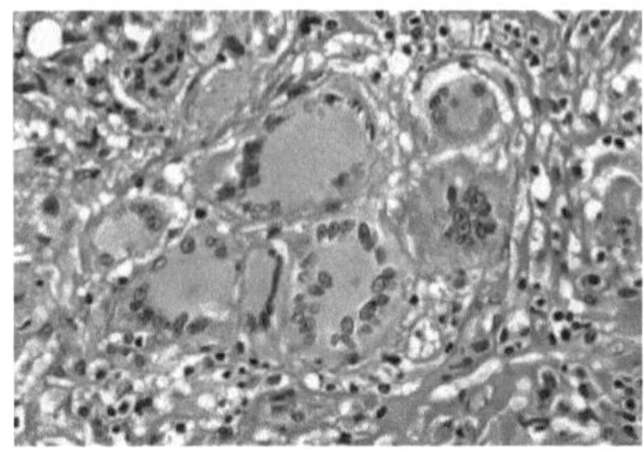

O diagnóstico da lepra baseia-se principalmente no exame clínico e bacteriológico. Deve ser diferenciada da sarcoidose, lúpus vulgar, sífilis, bouba e doenças com hipopigmentação.

DIAGNÓSTICO:

O diagnóstico baseia-se principalmente no exame clínico e bacteriológico.

Esfregaços e raspagens nasais com o método ZN modificado para detetar bacilos da lepra.

Outros exames incluem biópsia da pele, biópsia do nervo, ELISA, PCR.[28]

Reação à Lepra:

Trata-se de uma exacerbação aguda da doença precipitada por infeção, stress, ansiedade e utilização de dapsona.

Tipo I - Reacções na linha de fronteira

Aumento do eritema, inchaço. Observado na hanseníase limítrofe

a) **Reação de atualização:** Resultados devidos ao aumento da imunidade mediada por células. Verifica-se na lepromatose borderline (BL). Com o tratamento, pode mudar ou evoluir para o tipo tuberculoide.

b) **Reação de desvalorização:** Resultados devidos a uma diminuição da imunidade mediada por células. Verifica-se na tuberculoide limítrofe (BT). Com o tratamento, pode mudar ou diminuir para o tipo lepromatoso.

Tipo II - Eritema nodoso leproso (ENL)

Ocorre em doentes lepromatosos após o tratamento. Caracteriza-se por nódulos cutâneos sensíveis, febre, sinovite e envolvimento dos gânglios linfáticos.

TESTE LEPROMIN:

Trata-se de um teste cutâneo de hipersensibilidade retardada descrito por Mitsuda em 1919. Foi administrada uma injeção intradérmica do antigénio da lepromina.

1) **Reação precoce de Fernandez** - eritema, endurecimento em 24-48 horas e, normalmente, permanece até 3-5 dias.

2) **Reação tardia de Mitsuda** - começa em 1-2 semanas, atingindo o pico em 4 semanas. Consiste num nódulo cutâneo endurecido que pode ulcerar.

Este teste é positivo no tipo tuberculoide e negativo no tipo lepromatoso. A classificação, o prognóstico, a resposta e a resistência de um indivíduo podem ser avaliados através deste teste.

TRATAMENTO:

A quimioterapia específica de longa duração é iniciada aquando do diagnóstico. Em 1981, a OMS recomendou a PQT, que consiste em Rifampicina, dapsona e clofazimina.

Tipo tuberculoide - Rifampicina e dapsona durante 6 meses

Tipo lepromatoso - Rifampicina, Dapsona e Clofazimina durante 24 meses.

3) SÍFILIS (LUES)

"Quem conhece a sífilis, conhece a medicina", disse Sir William Osler. A sífilis é uma infeção crónica mundial produzida pelo "Treponema palladium". Foram propostas duas teorias principais: a teoria do Novo Mundo ou colombiana e a teoria do Velho Mundo ou pré-colombiana. A primeira defende que a sífilis era endémica na parte do mundo atualmente conhecida como Haiti e que foi depois adquirida e transportada para a Europa por Colombo nos anos 1400. A teoria pré-colombiana afirma que a sífilis teve origem na África central e foi introduzida na Europa antes da viagem de Colombo. Independentemente das origens, no entanto, é evidente que em 1495 uma epidemia de sífilis generalizada se tinha espalhado por toda a Europa. A partir daí, a doença propagou-se à Índia em 1498 e à China em 1505.[36]

Acredita-se que Hieronymus Fracastorius, em 1530, tenha sido o primeiro a cunhar o termo "sífilis", derivado de um pastor mítico, Syphilus, descrito no seu poema *Syphilis Sive Morbus Gallicus,* que significa "Sífilis ou a Doença Francesa". Em 1905, a associação do Treponema pallidum com a sífilis foi descrita por Schaudinn e Hoffman, que demonstraram a presença de espiroquetas em esfregaços corados com Giemsa de fluido de lesões sifilíticas secundárias. August von Wassermann concebeu um teste de reação sérica para a sífilis em 1906, e nasceram os testes serológicos para a sífilis.[36]

ETIOLOGIA:

O Treponema palladium é uma espiroqueta gram positiva, móvel e microaerofílica que varia de 0,10 a 0,18 pm de diâmetro e de 6 a 20 pm de comprimento, o que a torna invisível à microscopia ótica. A microscopia de campo escuro é geralmente utilizada na prática clínica para visualização. O número médio de enrolamentos é de 6 a 14, e o organismo tem extremidades pontiagudas. O organismo é extremamente vulnerável à secagem; por conseguinte, os principais modos de transmissão são o contacto sexual ou da mãe para o feto.[28]

CARACTERÍSTICAS CLÍNICAS:

A sífilis pode ser adquirida ou congénita. A evolução clínica pode ser dividida em quatro fases: primária, secundária, terciária e latente.

SÍFILIS PRIMÁRIA:

A lesão caraterística da sífilis primária é o cancro. E normalmente encontrado e representa o local de desenvolvimento da inoculação do organismo causador [37]. O cancro desenvolve-se no espaço de 1 a 3 semanas após a aquisição. Os órgãos genitais externos de doentes do sexo masculino e feminino são os locais comuns de envolvimento. A boca, talvez surpreendentemente, raramente é o local da sífilis primária e, devido à sua natureza transitória, a ulceração oral da sífilis primária passa muitas vezes despercebida ao doente. A sífilis primária é geralmente a consequência do contacto orogenital ou oroanal com uma lesão infecciosa. Raramente, a faringe ou as amígdalas podem ser afectadas. A ulceração é normalmente profunda, com uma base vermelha, púrpura ou castanha e um rebordo irregular. Normalmente, acompanha-se de linfadenopatia cervical. A ulceração da sífilis primária pode ser confundida com outras doenças ulcerativas solitárias, nomeadamente a ulceração traumática, o carcinoma de células escamosas e o linfoma não-Hodgkin [39]. Os cancros primários curam espontaneamente no prazo de 7 a 10 dias, embora possam persistir durante muito mais tempo, resolvendo-se apenas com uma terapêutica antimicrobiana adequada.[37]

SÍFILIS SECUNDÁRIA:

As caraterísticas da sífilis secundária reflectem a disseminação hematogénica do T. palladium e causam vários achados sistémicos, incluindo febre, mal-estar, linfadenopatia generalizada e caraterísticas mucocutâneas. As manifestações orais da sífilis secundária podem ser mais extensas e/ou variáveis do que as da doença primária. Ocorrem cerca de 2 a 10 semanas após a infeção. As lesões orais surgem em pelo menos 30% dos doentes com sífilis secundária, embora muito raramente a ulceração oral possa ser a única manifestação da infeção. As duas principais caraterísticas orais da sífilis secundária são as manchas mucosas e as lesões maculopapulares, embora raramente possam surgir lesões nodulares яп'ЧР[37] .

1) LESÕES MACULOPAPULARES:

Sifilítica macular: As lesões maculares tendem a surgir no palato duro e manifestam-se como lesões planas a ligeiramente elevadas, firmes e vermelhas.

Sifilítica papular: São raros. Manifestam-se como nódulos redondos vermelhos, elevados e firmes com um centro cinzento que pode ulcerar. As pápulas surgem normalmente na mucosa bucal ou nas comissuras.

Manchas mucosas: Foram relatadas várias descrições de manchas mucosas, mas em geral estas manifestam-se como erosões ovais a centrífugas ou úlceras pouco profundas com cerca de 1 cm de diâmetro, cobertas por um exsudado mucoide cinzento e com um bordo eritematoso. As manchas surgem normalmente de forma bilateral nas superfícies móveis da boca, embora a faringe, a gengiva, as amígdalas e, muito raramente, o palato duro possam ser afectados. Nas comissuras, as manchas mucosas podem aparecer como pápulas fendidas, enquanto nas faces distal e lateral da língua tendem a ulcerar ou a manifestar-se como fissuras irregulares. As manchas mucosas podem coalescer para dar origem ou surgir *de novo* como lesões serpiginosas, por vezes designadas por úlceras em caracol.

2) DOENÇA ULCERONODULAR (LUES MALIGNA):

A doença ulceronodular é uma forma generalizada e explosiva de sífilis secundária caracterizada por febre, cefaleias e mialgias, seguida de uma erupção papulopustular que se transforma rapidamente em úlceras necróticas, nitidamente demarcadas, com crostas castanhas hemorrágicas, organizadas em camadas rúpidas, normalmente na face e no couro cabeludo. A mucosa está envolvida em cerca de um terço dos doentes afectados. O Lues maligna dá origem a úlceras crateriformes ou superficiais na gengiva, palato ou mucosa bucal, com erosões múltiplas nos palatos duro e mole e na língua [37].

As lesões da sífilis secundária resolvem-se espontaneamente dentro de 3 a 12 semanas, independentemente da terapêutica, e cerca de 25% dos doentes não tratados terão recorrência da doença secundária.

SÍFILIS LATENTE

Na sífilis latente precoce, normalmente nos primeiros 12 meses após a doença secundária, os doentes afectados são infecciosos. Na sífilis latente tardia, a infecciosidade diminui[36].

SÍFILIS TERCIÁRIA

A doença clínica surge em cerca de um terço dos doentes com sífilis secundária não tratada. As complicações orais da sífilis terciária centram-se na formação de gengivas e, muito mais raramente, na leucoplasia sifilítica e na neurossífilis.

1) FORMAÇÃO DE GOMA:

Os gomas tendem a surgir no palato duro e na língua, embora muito raramente possam ocorrer no palato mole, no alvéolo inferior e na glândula parótida. Um goma manifesta-se inicialmente como uma ou mais tumefacções indolores. Quando múltiplos, tendem a coalescer, dando origem a lesões serpiginosas. As tumefacções acabam por evoluir para áreas de ulceração, com zonas de rutura e cicatrização. Pode haver eventual destruição óssea, perfuração palatina e formação de fístula oro-nasal. Raramente, um goma pode erodir para vasos sanguíneos, por exemplo, a artéria alveolar inferior. A gengiva manifesta-se radiologicamente como radiolucências mal definidas que podem assemelhar-se a malignidade. As áreas de ulceração acabam por cicatrizar, embora a cicatrização resultante possa causar fissuras.[37]

2) LEUCOPLASIA SIFILÍTICA:

A leucoplasia sifilítica parece ser uma mancha branca homogénea que afecta grandes áreas do dorso da língua. Aparentemente, as espiroquetas têm uma predileção por tecidos ativamente móveis e a língua está provavelmente muito envolvida durante a fase secundária da sífilis. Isto conduziu a uma vasculite difusa e acabou por resultar numa endarterite obliterativa com uma deficiência circulatória na superfície lingual. A contração da musculatura lingual também pode resultar numa superfície enrugada. Com a ausência das papilas protectoras, o dorso da língua é extremamente suscetível a influências irritantes orais e desenvolve-se frequentemente leucoplasia. O desenvolvimento de carcinoma pode atingir os 30 %.

3) LESÕES ÓSSEAS:

As lesões ósseas não são normalmente encontradas até à fase terciária do envolvimento. As alterações ósseas têm sido descritas como "osteomielite leutica", "osteíte leutica" ou "periostite". Para além disso, foram descritas várias outras deformações esqueléticas. A necrose e a reabsorção das falanges são consideradas como o resultado de perturbações circulatórias graves.[36]

4) NEUROSIFILIS:

Para além da bem conhecida pupila de Argyll Robertson, a sífilis terciária pode dar origem a neuropatia trigeminal unilateral e bilateral e a paralisia do nervo facial. Potencialmente, a osteomielite sifilítica pode dar origem a neuropatia do trigémeo.

SÍFILIS CONGÉNITA:

A sífilis não tratada pode afetar profundamente o resultado da gravidez, resultando em aborto espontâneo, nado-morto, parto prematuro ou morte perinatal. Foram registados casos de prematuridade e baixo peso à nascença em 10 a 40% dos bebés nascidos de mães não tratadas. As manifestações pós-natais dividem-se em fases precoces e tardias; as manifestações precoces ocorrem nos primeiros 2 anos de vida e as manifestações tardias ocorrem após os 2 anos de idade. [36]

Os sinais clínicos precoces incluem "Snuffles" ou rinite persistente, hepatomegalia com ou sem esplenomegalia, glomerulonefrite, linfadenopatia generalizada, lesões vesiculobolhosas e uma erupção maculopapular eritematosa. Na sífilis congénita precoce, as lesões ósseas desenvolvem-se no prazo de 8 meses após o nascimento. Osteocondrite (pseudoparalisia de Parrot) que afecta principalmente os membros superiores e os joelhos, resultando numa pseudoparalisia assimétrica, dolorosa e flácida. [36]

As manifestações tardias da sífilis congénita incluem a tríade de Hutchinson de queratite intersticial da córnea, perda auditiva neurossensorial e anomalias dentárias. As anomalias dentárias da sífilis congénita surgem apenas nos dentes em que a calcificação ocorre durante o primeiro ano de vida, portanto, tipicamente os incisivos permanentes e os primeiros molares. Os incisivos têm uma forma de chave de fenda, havendo uma convergência das margens laterais em direção ao bordo incisal. O primeiro molar pode ser em forma de botão e reduzido ao tamanho do segundo molar adjacente. A convexidade mesiodistal normal da coroa pode estar reduzida. Pode ocorrer hipoplasia do esmalte. A perda auditiva é súbita e ocorre geralmente entre os 8 e os 10 anos de idade.[36]

Outros achados caraterísticos incluem bossas frontais, maxilares curtos, nariz em sela, mandíbula protuberante, palato alto e arqueado, molares em amora, fissuras periorais (rágades), derrames bilaterais nos joelhos, espessamento esternoclavicular, canelas em sabre, escápulas alargadas, atraso mental e hidrocefalia. A hidrartrose bilateral, ou articulações de Clutton, envolvendo joelhos e cotovelos, ocorre tipicamente entre os 8 e os 15 anos de idade. [36]

CARACTERÍSTICAS HISTOLÓGICAS:

O quadro histopatológico das lesões orais no doente sifilítico não é específico. Durante as duas primeiras fases, o padrão é semelhante. O epitélio superficial é ulcerado nas lesões primárias e pode ser ulcerado ou hiperplásico na fase secundária. A lâmina própria subjacente pode demonstrar um aumento do número de canais vasculares e um intenso infiltrado inflamatório crónico composto predominantemente por linfócitos e plasmócitos e demonstra frequentemente um padrão perivascular. A utilização de técnicas especiais de impregnação com prata, como as colorações de Warthin-Starry ou Steiner, revela frequentemente organismos espiroquetas semelhantes a parafusos de cortiça.[34]

As lesões orais terciárias apresentam tipicamente ulceração da superfície com hiperplasia pseudoepiteliomatosa periférica. O infiltrado inflamatório subjacente demonstra normalmente focos de inflamação granulomatosa com colecções bem circunscritas de histiócitos e células gigantes multi-nucleadas. Mesmo com colorações especiais, os organismos são difíceis de demonstrar na terceira fase e pensa-se que a resposta inflamatória é uma reação imunitária e não uma resposta direta ao T. pallidum.[34]

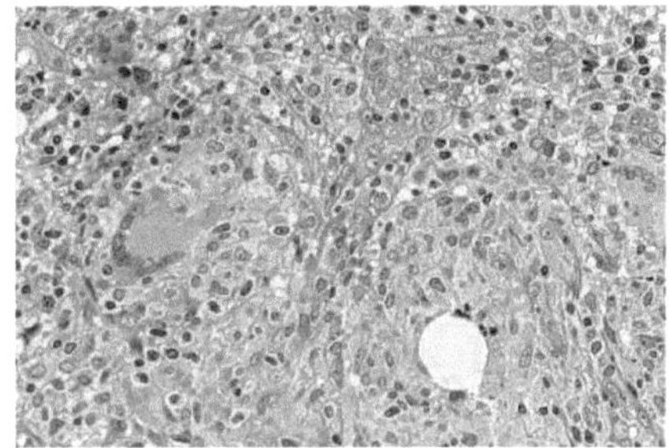

DIAGNÓSTICO:

O diagnóstico da sífilis depende dos achados clínicos, do exame do material da lesão para deteção de treponemas e/ou de testes serológicos para a sífilis. A microscopia de campo escuro é o principal método de diagnóstico da sífilis primária. Também foi descrito o teste direto de anticorpos fluorescentes para T. pallidum (DFA-TP).

Os testes serológicos continuam a ser a base do diagnóstico laboratorial da sífilis secundária, latente e terciária. Os testes serológicos dividem-se em testes não treponémicos e treponémicos. Os testes não treponémicos incluem o Venereal Disease Research Laboratory (VDRL) e o teste de cartão Rapid Plasma Reagin (RPR). Os testes treponémicos incluem o teste de absorção de anticorpos treponémicos fluorescentes no soro (FTA-ABS) e o teste de microhemaglutinação para T. pallidum (MHA-TP).[36]

TRATAMENTO:

A penicilina é o medicamento de eleição. A eritromicina ou a tetraciclina são utilizadas se o doente for alérgico à penicilina. A correção cirúrgica dos defeitos faciais proporciona bons resultados estéticos.[28]

REACÇÃO DE JARISCH-HERXHEIMER:

A reação de Jarisch-Herxheimer (J-H) foi observada pela primeira vez por Jarisch em 1895 e por Herxheimer em 1902 após a utilização de mercúrio. A reação de J-H ocorreu mais frequentemente após o tratamento com penicilina do que com eritromicina ou tetraciclina. Deve-se sobretudo à libertação de lipoproteínas de T. pallidum com atividade inflamatória a partir de organismos mortos ou moribundos.

Também é descrita como "choque terapêutico", a reação é uma exacerbação local e sistémica de qualquer fase da sífilis que esteja a ser tratada. Geralmente, há um aumento da temperatura para 101 a 102°F, cefaleia, faringite, mal-estar, mialgias e leucocitose com linfopenia. O tratamento sintomático com antipiréticos e analgésicos é útil para reduzir o desconforto.[36]

4) ACTINOMICOSE:

A actinomicose é uma doença granulomatosa rara, crónica e lentamente progressiva, causada por bactérias anaeróbias Gram positivas filamentosas da família Actinomycetaceae (género Actinomyces).[38] A actinomicose é uma doença muito rara causada normalmente por um de um grupo de bactérias comensais opurtunistas, de outro modo inofensivas, que pode ser complicada por um ou mais de um outro grupo de co-patogénios. A actinomicose é uma infeção bacteriana subaguda a crónica, caracterizada por disseminação contígua, inflamação supurativa e granulomatosa e formação de múltiplos abcessos e tractos sinusais que podem libertar "grânulos de enxofre". [39]

Bollinger relatou pela primeira vez os grânulos amarelos em massas maxilares de bovinos em 1877. Em 1878, **Israel** descreveu o primeiro caso humano. Em 1879, **Hartz** observou pela primeira vez o aspeto microscópico dos grânulos da infeção por actinomicetos.[39]

ETIOLOGIA:

Os organismos causadores são bastonetes bacterianos filamentosos Gram positivos, pleomórficos, anaeróbios a microaerófilos, não móveis, não formadores de esporos, não ácido-rápidos. Os mais comuns são Actinomyces israeli, A. gerencseriae, A. naeslundii, A. odontolyticus, A. viscosus, Propionibacterium propionicus. Para além destes microrganismos, quase todas as lesões actinomicóticas contêm as chamadas bactérias companheiras que aumentam o baixo potencial patogénico dos actinomicetos. A mais importante destas bactérias é Actinobacillus actinomycetemcomitans, seguida por espécies de Peptostreptococcus, Prevotella, Fusobacterium, Bacteroides, Staphylococcus e Streptococcus, e Enterobacteriaceae, dependendo da localização das lesões actinomicóticas.[39]

A actinomicose pode afetar pessoas de todas as idades, mas a maioria dos casos é registada em adultos jovens e de meia-idade (entre os 20 e os 50 anos). Não existe uma predileção racial. Os homens são mais frequentemente afectados do que as mulheres, sendo a proporção de homens para mulheres de 3:1.[39]

PATOGENESE:

Os actinomicetos são proeminentes entre a flora normal da cavidade oral. Como estes microrganismos não são virulentos, necessitam de uma quebra na integridade das membranas mucosas e da presença de tecido desvitalizado para invadir estruturas mais profundas do corpo e causar doença humana. O estabelecimento da infeção humana pode exigir a presença de bactérias companheiras, que participam na produção da infeção através da elaboração de uma toxina ou enzima ou através da inibição das defesas do hospedeiro. Estas bactérias companheiras parecem atuar como copatógenos que aumentam a invasividade relativamente baixa dos actinomicetos. Especificamente, podem ser responsáveis pelas manifestações iniciais da infeção e por falhas no tratamento. Uma vez estabelecida a infeção, o hospedeiro dá início a uma resposta inflamatória intensa (ou seja, supurativa, granulomatosa), podendo desenvolver-se subsequentemente fibrose. A infeção espalha-se normalmente de forma contígua, ignorando frequentemente os planos dos tecidos e invadindo os tecidos ou órgãos circundantes. Em última análise, a infeção produz tractos sinusais de drenagem. A disseminação hematogénica para órgãos distantes pode ocorrer em qualquer fase da infeção, enquanto a disseminação linfática é invulgar. [39]

ACTINOMICOSE CERVICOFACIAL:

A actinomicose cervicofacial é a manifestação mais comum, compreendendo 50-70% dos casos registados. A infeção ocorre tipicamente após cirurgia oral ou em doentes com má higiene dentária. Esta forma de actinomicose é caracterizada, nas fases iniciais, por um inchaço dos tecidos moles da área perimandibular. Lesões nodulares múltiplas, duras e lenhosas, sensíveis ou não, geralmente localizadas no ângulo da mandíbula, abcessos múltiplos e seios múltiplos que se abrem para a bochecha ou para a área submandibular, grânulos de enxofre no exsudado, ausência típica de linfadenopatia, com ou sem trismo e febre. Se a doença não for tratada, pode ocorrer invasão do crânio ou da corrente sanguínea.[39]

ACTINOMICOSE TORÁCICA:

A actinomicose torácica é responsável por 15-20% dos casos. A aspiração de secreções orofaríngeas contendo actinomicetos é o mecanismo habitual de infeção. É frequente observar-se febre, caquexia, sons respiratórios anormais, tosse (seca ou com expetoração purulenta), hemoptise, tractos sinusais com drenagem da parede torácica (ou seja, fístula pleurocutânea). A actinomicose torácica apresenta-se geralmente como um infiltrado ou massa pulmonar que, se não for tratada, pode espalhar-se e envolver a pleura, o pericárdio e a parede torácica, levando à formação de seios que libertam grânulos de enxofre.[39]

ACTINOMICOSE ABDOMINAL:

A actinomicose do abdómen e da pélvis é responsável por 10-20% dos casos notificados. Normalmente, os doentes têm uma história de cirurgia intestinal recente ou remota ou de ingestão de corpos estranhos durante a qual os actinomicetos são introduzidos nos tecidos profundos. Cicatriz(es) de cirurgia abdominal anterior, febre baixa e caquexia (presentes de forma variável), massa mais frequentemente localizada no quadrante inferior direito, menos frequentemente no quadrante inferior esquerdo; massa de consistência tipicamente firme a dura, não sensível, frequentemente fixada ao tecido subjacente, tractos sinusais com drenagem da parede abdominal (ou seja, fístula peritoneocutânea) ou da região perianal. [39]

Os grânulos de enxofre são quase patognomónicos de actinomicose, embora tenham sido relatados achados semelhantes em infecções causadas por Nocardia brasiliensis, Streptomyces madurae e Staphylococcus aureus que se apresentam como botriomicose. Os grânulos têm aproximadamente 0,1-1 mm de diâmetro e podem ser vistos a olho nu como partículas amareladas.

CARACTERÍSTICAS HISTOLÓGICAS:

O granuloma actinomicótico apresenta-se como uma massa isolada de resposta inflamatória granulomatosa com uma área central de necrose supurativa ou uma multiplicidade de focos supurativos microscópicos. É nestes centros de necrose que se encontram os grânulos de enxofre; são formados por massas de filamentos que se estendem de forma radiada, semelhante a um raio, designados por "fungo de raios" (outros caracterizaram-no como uma "radiação de raios solares" ou de aspeto peludo). A massa filamentosa é mineralizada e cimentada pelo fosfato de cálcio do hospedeiro resultante da atividade da fosfatase da inflamação dos tecidos. Na extremidade destes filamentos encontram-se extensões em forma de clube ou rosetas formadas pela aderência de neutrófilos e polimorfonucleócitos; por conseguinte, estão também envolvidos num complexo polissacárido-proteína. O tamanho dos grânulos varia entre 100-300pm e 2mm.

Com hematoxilina e eosina, o núcleo central da roseta apresenta uma coloração basófila ou aminófila e os tacos periféricos apresentam uma coloração vermelha eosinofílica. As colorações de metanamina-prata são úteis porque colorem muito bem os filamentos mais antigos. [28]

O tecido granulomatoso periférico está misturado com células lipóides que lhe conferem uma cor amarelada. As células inflamatórias encontradas são linfócitos, plasmócitos, células epitelóides e histiócitos. Ocasionalmente, podem estar presentes células gigantes. As colónias de Actinomyces estão rodeadas por neutrófilos (tacos); fora dos neutrófilos existe uma faixa de células inflamatórias, principalmente linfócitos e plasmócitos. Esta periferia mais externa da lesão pode ser intensamente fibrótica, colagénica e notavelmente avascular.

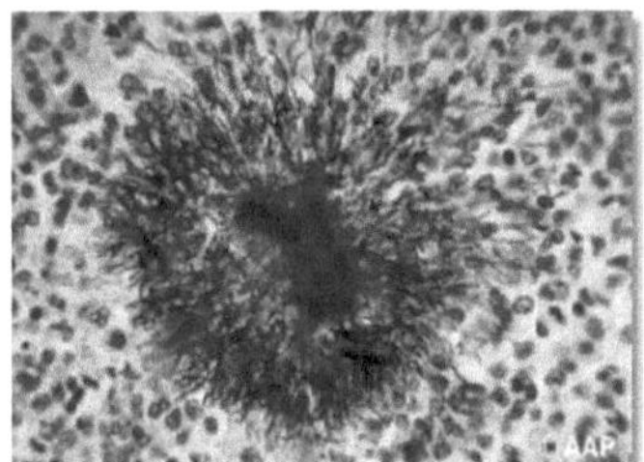

TRATAMENTO:

Os casos de fibrose de longa duração são tratados através da drenagem do abcesso, da excisão do trato sinusal e de doses elevadas de antibióticos. São utilizadas doses elevadas de penicilina, tetraciclina e eritromicina a longo prazo. A drenagem cirúrgica dos abcessos e a excisão do trato sinusal são necessárias para acelerar a cicatrização.[28]

INFECÇÕES VIRAIS:

1) MEDIDAS:

O sarampo é uma infeção viral aguda, contagiosa, dermato-trópica, que afecta principalmente as crianças e que ocorre muitas vezes sob a forma de epidemia. É causada pelo paramixovírus, pertencente à família Paramyxoviridae, que é um vírus ARN. É também designada por **Rubeola** ou **Morbilli**. A propagação da doença ocorre por contacto direto com uma pessoa ou por infeção por gotículas, sendo o portal de entrada o trato respiratório[40] .

O sarampo tem uma distribuição mundial, mas a sua incidência é maior nos países em desenvolvimento. A Ásia, especialmente a Índia, contribui sozinha para 27% das mortes por sarampo no mundo todos os anos e para cerca de 50 milhões de crianças infectadas anualmente.

Após a invasão do epitélio respiratório, atinge o sistema reticuloendotelial através da corrente sanguínea, infectando assim a pele e o trato respiratório. O aumento dos níveis de linfócitos T e dos níveis de citocinas supressoras leva a uma supressão transitória da imunidade celular. Os monócitos são os principais afectados. Os sintomas manifestam-se sobretudo devido à infeção de todo o epitélio respiratório e à infeção secundária com bactérias. A virémia desenvolve-se, mas os anticorpos específicos não se desenvolvem antes do aparecimento da erupção cutânea.[40]

CARACTERÍSTICAS CLÍNICAS:

Existem três fases no sarampo, nomeadamente a fase pré-eruptiva ou prodrómica, a fase reuptiva e a fase pós-eruptiva. Após um período de incubação de 812 dias, o sarampo começa com febre crescente (até 39°C-40,5°C) e tosse, coriza e conjuntivite. Os sintomas intensificam-se durante os 2 a 4 dias que antecedem o aparecimento da erupção cutânea e atingem o seu pico no primeiro dia da erupção. A erupção cutânea é normalmente observada pela primeira vez na face e no pescoço, aparecendo como manchas eritematosas discretas com 3-8 mm de diâmetro. As lesões aumentam em número durante 2 ou 3 dias, especialmente no tronco e na face, onde frequentemente se tornam confluentes. As lesões discretas são normalmente observadas nas extremidades distais e, com uma observação cuidadosa, pode ser encontrado um pequeno número de lesões nas palmas das mãos de 25% a 50% das pessoas infectadas. A erupção dura 3-7 dias e depois desaparece da mesma forma que apareceu, terminando por vezes com uma descamação fina que pode passar despercebida em crianças que tomam banho diariamente. Uma descamação exagerada é normalmente observada em crianças malnutridas. A febre persiste normalmente durante 2 ou 3 dias após o aparecimento da erupção cutânea e a tosse pode persistir até 10 dias.[41]

As lesões orais são prodrómicas, ocorrendo frequentemente dois a três dias antes da erupção cutânea, e são patognomónicas da doença. Estas lesões intra-orais são designadas por ***"manchas de Koplik"*** e estão presentes em 97% dos casos. Ocorrem em toda a boca, sendo a linha interdentária na região dos molares o local clássico, apresentando-se como eritema da mucosa com numerosas máculas pequenas, branco-azuladas. Estas manchas patognómicas representam focos de necrose epitelial e foram descritas como ***"grãos de sal"*** sobre um fundo vermelho. Aumenta rapidamente e aglutina-se para formar pequenas manchas.[40]

CARACTERÍSTICAS HISTOLÓGICAS:

As manchas de Koplik representam áreas de hiperparaceratose focal em que o epitélio subjacente exibe espongiose, edema intercelular, disqueratose e células gigantes multinucleadas epiteliais. O número de núcleos dentro destas células gigantes varia de 3 a mais de 25. Um exame atento das células epiteliais revela frequentemente inclusões de coloração rosa nos núcleos ou, menos frequentemente, no citoplasma. Na microscopia eletrónica, foi demonstrado que as inclusões representam agregados microtubulares caraterísticos do paramixovírus causador. À medida que a mancha envelhece, o epitélio apresenta uma exocitose intensa por parte dos neutrófilos, levando à formação de microabscessos, necrose epitelial e, por fim, ulceração. Frequentemente, o exame do epitélio adjacente à ulceração revela as células gigantes multinucleadas.[41]

Warthin e Finkeldey foram os primeiros a descrever, de forma independente, o aparecimento de células gigantes no tecido das amígdalas durante as fases prodrómicas do sarampo, tendo sido designadas por ***"células gigantes de Warthin e Finkeldey".*** Um ano mais tarde, estas mesmas células gigantes foram observadas em amostras de apendicectomia por ***Herzberg*** e por ***Davidsohn e Mora.*** Encontram-se também no tecido linfoide da faringe, dos brônquios e do trato gastrointestinal, incluindo o apêndice. As provas ultra-estruturais sugerem que alguns dos núcleos contidos nas células gigantes são formados por uma clivagem nuclear aberrante. No entanto, postula-se que a maioria das células gigantes resulta de uma fusão celular mediada por vírus, embora não sejam observadas provas diretas de fusão celular. Pensava-se que ***as "células gigantes de Warthin e Finkeldey"*** eram específicas do sarampo, mas observaram-se células de aspeto semelhante numa variedade de doenças linfoproliferativas, como o linfoma, a doença de Kimura, a doença linfoproliferativa relacionada com a SIDA e o lúpus eritematoso.[42]

O sarampo é uma doença que diminui a resistência geral do organismo e, por esta razão, conduz frequentemente a complicações. Estas podem incluir pneumonia brônquica, encefalite, otite média e, ocasionalmente, noma.[40]

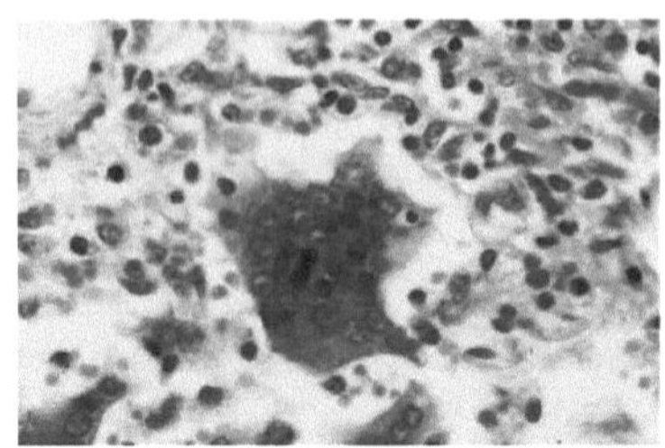

TRATAMENTO:

O melhor tratamento para o sarampo é um bom programa de vacinação; a vacina MMR, amplamente utilizada. Em doentes saudáveis com sarampo, recomenda-se a ingestão de líquidos e antipiréticos não-aspirina para alívio sintomático.

MEDIDAS DE CONTROLO:

As vacinas contra o sarampo estão disponíveis como vacina única ou em combinação (MMR). Na Índia, a vacina Edmonton-Zagreb (estirpe E-Z) de 5 ml é administrada aos 9 meses de idade e a segunda dose é administrada aos 15-18 meses para obter uma imunidade adequada.[40]

2) HERPES SIMPLEX:

O herpes simples, uma doença infecciosa aguda, é provavelmente a doença viral mais comum que afecta o homem, com exceção das infecções respiratórias virais. O HSV envolve preferencialmente derivados ectodérmicos como a pele, a membrana mucosa, os olhos e o sistema nervoso central.[40]

O HSV é um vírus de ADN de cadeia dupla e pertence à família do vírus do herpes humano (HHV), oficialmente conhecida como Herpetoviridae. O vírus existe em duas formas, HSV-1 (ou HHV-1) e HSV-2 (ou HHV-2). A maioria das infecções orais, faciais e oculares resulta do HSV-1, enquanto o HSV-2 é responsável pela maioria das lesões herpéticas genitais e cutâneas da parte inferior do corpo. As duas formas de HSV têm uma estrutura semelhante, mas diferem em termos de antigenicidade.[43]

PATOGENESE:

As infecções com o vírus do herpes simplex dividem-se em dois tipos:

1) Infeção primária numa pessoa que não tem anticorpos circulantes.

2) Infeção secundária ou infeção recorrente em pessoas que têm esses anticorpos.

A infeção primária ocorre durante o contacto pessoal próximo, beijos, partilha de copos, talheres ou loiça, etc. Pensa-se que a infeção primária dos recém-nascidos é causada por secreções vaginais durante o parto, o que resulta em viremia e infeção disseminada do cérebro, fígado, supra-renais e pulmões.[40]

Os dentistas podem sofrer lesões primárias nos dedos devido ao contacto com lesões da boca ou com a saliva de pacientes que são portadores assintomáticos do VHS, o que se designa por **"branqueamento herpético"**. A incidência varia consoante o grupo socioeconómico.

Após a infeção primária, o VHS atinge os gânglios nervosos que irrigam a zona afetada, presumivelmente ao longo das vias nervosas, e permanece latente até ser reativado. O gânglio habitualmente envolvido é o trigémeo para o HSV-1 e o lombossacro para o HSV-2.

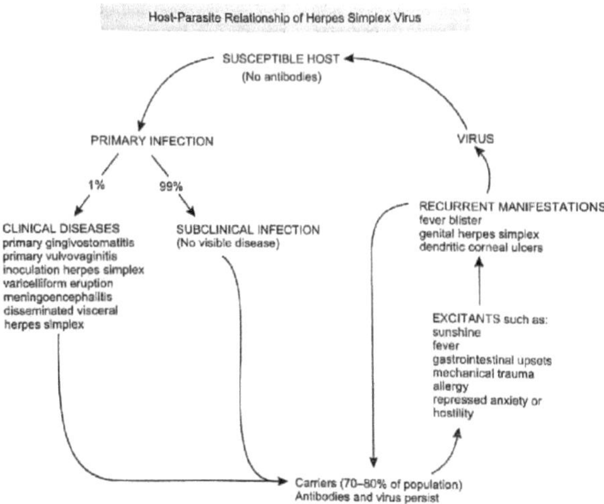

ESTOMATITE HERPÉTICA PRIMÁRIA

O período de incubação é de três dias e meio, mas pode variar de 2 a 6 dias. Desenvolve-se tanto em crianças como em adultos jovens, mas raramente antes dos seis meses de idade. Os sintomas prodrómicos precedem a lesão local em 1 a 2 dias e incluem febre, dor de cabeça, mal-estar, náuseas, vómitos e, em poucos dias, a boca torna-se dolorosa e a gengiva, que está intensamente inflamada, aparece eritematosa e edematosa. [40]

Em seguida, formam-se pequenas vesículas, rodeadas por uma base inflamatória. Estas rompem-se rapidamente, deixando pequenas úlceras discretas, pouco profundas e de forma oval. A base da úlcera é coberta por uma placa branca acinzentada ou amarela. As margens das lesões descamativas são irregulares e acentuadas por halos inflamatórios de bordos vermelhos brilhantes, bem demarcados.

A úlcera individual tem um tamanho que varia entre 2-6 mm. À medida que a doença progride, várias lesões podem coalescer, formando lesões maiores e irregulares. Em casos graves, a escoriação que envolve os lábios pode tornar-se hemorrágica e emaranhada com exsudado de fibrina serossanguinolenta e a separação dos lábios durante a mastigação e a fala pode tornar-se extremamente dolorosa e difícil.

As lesões começam a cicatrizar numa semana a 10 dias e não deixam cicatriz. O HSV pode ficar confinado à saliva até 1 mês após o início da doença.

CARACTERÍSTICAS HISTOLÓGICAS:

A vesícula herpética é uma bolha intra-epitelial cheia de líquido. As células infectadas estão inchadas e têm citoplasma eosinofílico pálido e núcleos vesiculares grandes, descritos como "degenerescência em balão", enquanto outras contêm carateristicamente inclusões intranucleares conhecidas como "corpos de Lipschütz". Estes são estruturas eosinofílicas, ovóides e homogéneas no interior do núcleo; tendem a deslocar o nucléolo e a cromatina nuclear perifericamente. A deslocação da cromatina produz frequentemente um halo de peri-inclusão. As células epiteliais acantolíticas são designadas por "células de Tzanck". As células epiteliais infectadas e multinucleadas são formadas quando ocorre a fusão entre células adjacentes.[40]

Quando a vesícula se rompe, a superfície da lesão é coberta por exsudado constituído por leucócitos polimorfonucleares de fibrina e células degeneradas. Podem abrir-se vesículas frescas e fazer-se uma raspagem da base da lesão e colocá-la numa lâmina de microscopia, que é corada com giemsa, coloração PAP e pesquisa de células gigantes multinucleadas, degenerescência em balão.

O HSV pode ser demonstrado através do isolamento do vírus numa cultura de tecidos ou através do ADN em raspagens das lesões. O método mais sensível é a técnica de PCR.

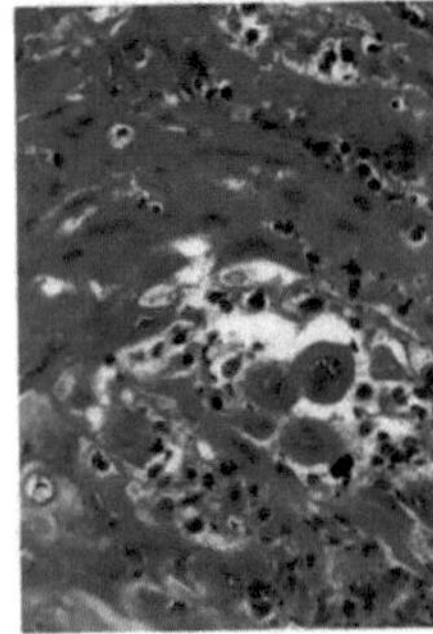

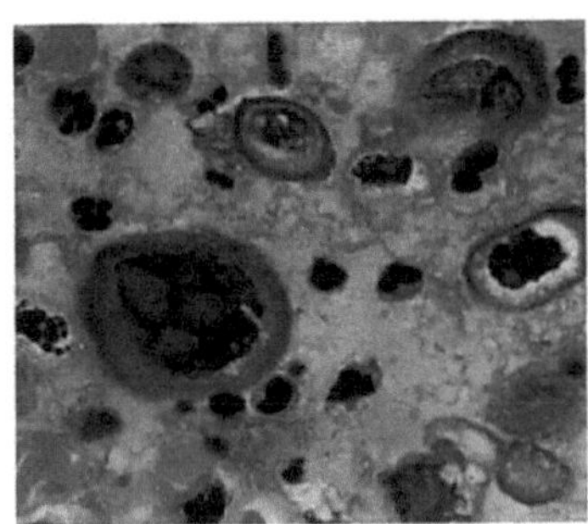

O tratamento é sintomático com anestésicos tópicos, agentes anti-infecciosos tópicos ou medicamentos antivirais específicos como o aciclovir, idoxiurdina, citosina arabinosídeo e adenina arabinosídeo.[44]

INFECÇÃO HERPÉTICA RECORRENTE OU SECUNDÁRIA

As infecções recorrentes limitam-se a porções localizadas da pele e da mucosa. É de dois tipos.

- Herpes labial recorrente (RHL).
- Infeção intra-oral recorrente por herpes simplex (RIH).

Se ocorrer no lábio, é designado por "herpes labial recorrente". Se ocorrer intra-oralmente, designa-se por "infeção recorrente por herpes intra-oral". A infeção recorrente por herpes simplex pode ocorrer a intervalos muito variáveis, desde quase todos os meses em alguns doentes até apenas uma vez por ano ou mesmo menos noutros.[40]

Em qualquer das localizações, a lesão é precedida de uma sensação de formigueiro e de ardor, bem como de uma sensação de tensão, inchaço ou ligeira dor que se segue ao desenvolvimento da vesícula. É acompanhada de edema no local da lesão, seguido da formação de grupos de pequenas vesículas. O seu diâmetro varia entre 1 a 3 mm e 1 a 2 cm. Mas, por vezes, é suficientemente grande para causar desfiguração. Estas vesículas cinzentas ou brancas rompem-se rapidamente, deixando pequenas ulcerações vermelhas, por vezes com uma auréola ligeiramente eritematosa no lábio, cobertas por uma crosta acastanhada nos lábios. Na RIH, as vesículas rompem-se rapidamente, formando pequenas ulcerações vermelhas, por vezes com uma ligeira auréola eritematosa. É frequente encontrar-se um conjunto de pequenas vesículas ou úlceras com 1 a 2 mm de diâmetro na gengiva, palato e região alveolar. As lesões curam-se gradualmente em 7-10 dias e não deixam cicatrizes.[40]

Microscopicamente, estão presentes **"células de Tzanck"**, **"degenerescência em balão"** e **"corpos de Lipschütz"** típicos. O tratamento é efectuado com agentes quimioterapêuticos antivirais como o aciclovir, a vidarabina e a idoxuridina.

3) <u>HERPES ZOSTER :</u>

O herpes zoster (do grego herpein, que significa rastejar, e zoster, que significa cinta ou cinto) é vulgarmente designado por zona. Resulta da reativação do vírus da varicela zoster latente na raiz dorsal sensorial ou nos gânglios dos nervos cranianos e manifesta-se geralmente como uma erupção vesicular dolorosa ao longo de uma distribuição dermatomal. Também é designada por ***"herpes zoster"***[1] ou ***"Zona"***.[45]

O herpes zoster é mais comum em pessoas com imunidade mediada por células diminuída. Isto inclui pessoas idosas, doentes com linfoma, pessoas que recebem quimioterapia ou esteróides e pessoas com VIH.[46]

Afecta homens e mulheres com a mesma frequência. Período prodrómico de 2 a 4 dias em que surge dor aguda, parestesia, ardor e sensibilidade ao longo do trajeto do nervo afetado. Cerca de 10% dos indivíduos afectados não apresentam dor prodrómica. Por outro lado, ocasionalmente, pode haver recorrência na ausência de vesiculação da pele ou da mucosa. Este padrão é designado por **"Zoster sine herpete"** (zoster sem erupção cutânea).[42]

As vesículas unilaterais numa base eritematosa aparecem em grupos. No espaço de 3-4 dias, as vesículas tornam-se pustulosas e ulceram, formando-se crostas ao fim de 7-10 dias, que cicatrizam em 2 a 3 semanas.[42]

As manifestações orais resultam do envolvimento de 2nd e 3rd divisões do nervo trigémeo. Pode ser encontrada na mucosa bucal, na língua, na úvula, na faringe e na laringe. As lesões da mucosa oral apresentam-se como placas opacas brancas de 1-4 mm que são extremamente dolorosas. As lesões rompem-se e deixam áreas de erosão.

Se o sinal de Hutchison (zoster cutâneo do lado da ponta do nariz) estiver presente, a probabilidade de envolvimento ocular é maior

Nevralgia pós-herpética - a dor pode continuar durante semanas ou meses. Esta sequela infeliz, designada por nevralgia pós-herpética, ocorre em pessoas idosas devido à inflamação, fibrose e cicatrização do nervo e pode causar dor intensa após a cicatrização das lesões cutâneas[16] .

O herpes zoster trigeminal, que ocorre durante a formação do dente, causa necrose pulpar e reabsorção radicular interna. Os achados são semelhantes aos da infeção por herpes, mas está associada a dor neurogénica de natureza unilateral e a uma distribuição segmentar da lesão.

Síndrome de caça de James Ramsey:

Trata-se de uma infeção por zoster do gânglio geniculado com envolvimento do ouvido externo e da mucosa oral. A sua manifestação clínica é a paralisia facial, bem como a dor no meato auditivo externo e no pavilhão auricular. Para além disso, ocorre uma erupção vesicular na cavidade oral e na orofaringe com rouquidão, zumbidos, vertigens e, ocasionalmente, outras perturbações.[42]

DIAGNÓSTICO:

- Citologia: São observadas células multinucleadas e células de Tzanck
- Isolamento viral de lesões
- Diagnóstico rápido através de anticorpos monoclonais fluorescentes
- Técnicas moleculares como a hibridação dot-blot e a PCR.

TRATAMENTO:

A terapia inicial é feita com medicamentos antivirais como o aciclovir, o valaciclovir e o famciclovir.

INFECÇÕES FÚNGICAS:

HISTOPLASMOSE (DOENÇA DE DARLING):

A histoplasmose foi descrita pela primeira vez há pouco mais de um século por um médico americano, **Samuel Darling**, que estava a trabalhar na Zona do Canal no Panamá. Ele descreveu a forma disseminada da doença num caso fatal da Martinica. Foram necessárias décadas para provar que o Histoplasma capsulatum é um fungo dimórfico, que a histoplasmose é principalmente uma doença pulmonar e que o reservatório ambiental é o solo. [47]

É causada pelo "Histoplasma capsulatum", um fungo dimórfico que se desenvolve sob a forma de levedura nos tecidos infectados. A infeção resulta da inalação de poeiras contaminadas com gotículas, particularmente de aves infectadas.

Histoplasmose Pulmonar Aguda:

O caso habitual de histoplasmose pulmonar aguda é uma doença autolimitada que ocorre sobretudo em crianças expostas ao organismo pela primeira vez.

Os sintomas incluem febre, mal-estar, dor de cabeça e fraqueza; desconforto torácico subesternal e tosse seca.[48]

Histoplasmose crónica:

É menos frequente e afecta principalmente os pulmões. Afecta normalmente os idosos, os enfisematosos, os homens brancos ou os doentes imunodeprimidos. Assemelha-se à tuberculose, uma vez que os doentes apresentam tosse, perda de peso, febre, hemoptise, fraqueza e fadiga. [48]

Histoplasmose Disseminada Progressiva:

É ainda mais rara, caracterizada pela disseminação progressiva da infeção para locais extra-pulmonares. Ocorre geralmente em doentes debilitados, idosos ou imunocomprometidos.

As lesões orais são comuns na forma disseminada progressiva. Observam-se na mucosa bucal, gengiva, língua, palato ou lábio. O doente pode queixar-se de dor de garganta, dor ao mastigar, rouquidão e dificuldade em engolir. As lesões orais são nodulares, ulcerativas ou vegetativas. Se não forem tratadas, evoluem para a formação de pápulas ou nódulos firmes que ulceram e aumentam lentamente de tamanho. [48]

CARACTERÍSTICAS HISTOLÓGICAS:

Microscopicamente, é uma infeção granulomatosa que afecta principalmente o sistema reticuloendotelial. O epitélio da mucosa apresenta ulceração, na maioria dos casos. Nas áreas não ulceradas, observa-se frequentemente hiperplasia psuedoepiteliomatosa. A submucosa apresenta um infiltrado inflamatório denso, mais frequentemente macrófagos. São frequentemente observadas células gigantes multinucleadas e necrose de caseificação.[48]

O organismo causador pode ser identificado com dificuldade nas secções de H & E. No entanto, as colorações especiais como os métodos PAS e Grocott-Gomori Methenamine silver demonstram facilmente as leveduras de 1-2 pm caraterísticas de H. capsulatum.[48]

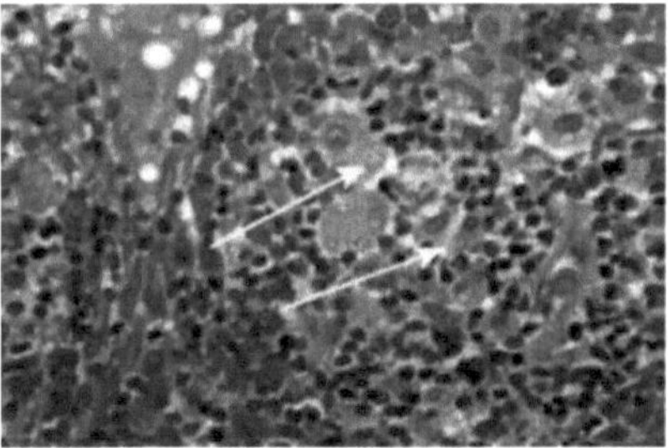

TRATAMENTO:

O cetoconazol e a anfotericina B são os medicamentos de eleição.

B) LESÕES GRANULOMATOSAS:

1) GRANULOMATOSE DE WEGENER (WG)

A granulomatose de Wegener (WG) é uma doença inflamatória sistémica idiopática caracterizada por inflamação granulomatosa necrotizante e vasculite pauci-imune de pequenos vasos do trato respiratório superior e inferior e dos rins, embora outros órgãos ou tecidos possam ser afectados.[49]

Heinz Klinger, um estudante de medicina alemão, descreveu o primeiro caso em 1931. Entre 1936 e 1939, **Friedrich Wegener**, um patologista alemão, identificou 3 casos adicionais e determinou que esta doença era uma forma distinta de vasculite que envolvia principalmente pequenos vasos sanguíneos. Chamou a esta doença granulomatose de Wegener. Também é conhecida como arterite de Wegener e doença de Wegener.[50]

A granulomatose de Wegener é rara. Estima-se que a prevalência mundial da GW seja de 23,7-156,5 por milhão, com uma incidência anual estimada de 3,0-14,4 por milhão. A granulomatose de Wegener afecta igualmente ambos os sexos. A granulomatose de Wegener afecta normalmente os adultos, embora um pequeno número de jovens e crianças possa ser afetado. A idade média dos doentes aquando do diagnóstico situa-se entre os 40 e os 55 anos.[49]

ETIOLOGIA:

A etiologia da GW permanece desconhecida. Foram sugeridos vários factores exógenos como sendo de relevância etiológica, e os aspectos etiológicos dos dados clínicos e experimentais sugerem que os factores exógenos microbianos podem possivelmente dar origem à expressão da doença. Como tal, a GW pode ser desencadeada por uma reação patogénica a um agente estranho em que as respostas auto-imunes específicas podem causar o agravamento, a disseminação e a cronicidade da resposta inflamatória. O agente infecioso provoca provavelmente uma ativação não específica do sistema imunitário, resultando na elevação dos níveis de citocinas na presença de ANCA e levando à destruição celular. A exposição a agentes infecciosos, como Staphylococcus aureus, Mycobacterium avium-intracellulare ou Parvovirus B19 e fungos, tem sido associada à GW.[49]

CARACTERÍSTICAS CLÍNICAS:

Na maioria dos casos, contudo, as queixas apresentadas são referentes ao trato respiratório superior e incluem tosse, hemoptise, rinorreia grave, otite média com perda de audição e sinusite paranasal. Pode ocorrer inflamação do nariz com hemorragias nasais frequentes, erosão e perfuração do septo nasal, resultando no colapso da ponte do nariz ("deformidade em sela"). Outros sintomas iniciais incluem frequentemente mal-estar, febre, lesões cutâneas, perturbações oculares e anorexia com perda de peso. Após um período de tempo, normalmente semanas ou meses, desenvolve-se uma fase vascular disseminada que resulta frequentemente em vasculite difusa, lesões cutâneas necrotizantes, lesões pulmonares com nódulos e cavitação e envolvimento renal que pode progredir para glomerulonefrite. A doença renal é a caraterística principal da doença generalizada.[50]

CLASSIFICAÇÃO:

O Grupo Europeu de Estudo da Vasculite recomenda a classificação da gravidade da doença das vasulites associadas aos anticorpos citoplasmáticos anti-neutrófilos (ANCA) nas 5 categorias seguintes:

(1) **Localizada** - Doença do trato respiratório superior e/ou inferior sem qualquer outro envolvimento sistémico ou sintomas constitucionais;

(2) **Sistémico precoce** - Qualquer, sem doença que ponha em risco os órgãos ou a vida.

O termo anterior "generalizado" também pode ser subdividido em:

(i) **Generalizada** - Doença renal ou outra doença que ponha em risco os órgãos, nível de creatinina sérica inferior a 5,6 mg/dl;

(ii) **Grave** - Insuficiência renal ou de outro órgão vital, nível de creatinina sérica superior a 5,6 mg/dl

(iii) **Refractária** - Doença progressiva que não responde aos glucocorticóides e à ciclofosfamida.[49]

O envolvimento oral da GW ocorre em aproximadamente 6% a 13% dos doentes, e a boca pode ser o local inicial de apresentação clínica numa pequena fração dos casos (5-6%). As manifestações orais da WG incluem ulceração oral da mucosa bucal e/ou lingual, pavimento da boca, faringe posterior, amígdalas e nódulos da mucosa labial. Outras caraterísticas incluem atraso na cicatrização de feridas de extração, necrose lingual, osteonecrose do palato, fístulas orais-antrais, inchaço e descamação dos lábios e aumento das glândulas salivares.

As gengivas, particularmente a região anterior superior, são o local oral habitual de envolvimento da GW. Uma gengivite tipo morango é sugerida como um sinal caraterístico da GW. Esta manifesta-se como papilas interdentais aumentadas e eritematosas. As gengivas afectadas podem ser de cor vermelha a púrpura, ter petéquias e/ou um aspeto granular com lesões pontilhadas amarelas, assemelhando-se a um morango demasiado maduro. A gengivite hiperplásica telangiectásica é considerada por alguns autores como uma caraterística diagnóstica da GW. A dor gengival e a hemorragia estão presentes de forma variável. A GW gengival começa normalmente como um envolvimento localizado das áreas interdentais labiais ou linguais e pode espalhar-se para toda a superfície gengival vestibular e/ou lingual. Pode ocorrer ulceração, osteomielite e necrose do osso subjacente, com subsequente mobilidade e perda de dentes. Outros locais intra-orais que raramente são afectados incluem a língua, o palato e os lábios. A ulceração da mucosa palatina e a destruição inflamatória são pouco frequentes, mas podem surgir como uma extensão da WG a partir do nariz e do septo nasal. A ulceração lingual com necrose foi descrita como um sinal de apresentação da GW. O envolvimento labial pode originar massas nodulares, não sensíveis, com bordos indistintos que dão origem a edema labial.[49]

CARACTERÍSTICAS HISTOLÓGICAS:

A granulomatose de Wegener tem três caraterísticas histopatológicas distintas: necrose, inflamação granulomatosa e vasculite. As áreas necróticas são basófilas com aspeto granular e caracterizam-se por uma distribuição irregular por todo o tecido afetado com bordos serpiginosos e rodeadas por células gigantes multinucleadas. A inflamação granulomatosa é caracterizada por colecções de macrófagos soltos, células gigantes multinucleadas e células inflamatórias agudas e/ou crónicas, enquanto a vasculite na GW é uma verdadeira vasculite e tem frequentemente poucos achados microscópicos de danos vasculares nos tecidos afectados. A vasculite da GW mostra tipicamente necrose fibrinóide que afecta as paredes das artérias e veias de pequeno a médio porte, a parede do vaso afetado tem um infiltrado inflamatório agudo/ou crónico e, ocasionalmente, é acompanhada por inflamação granulomatosa na parede do vaso. [49]

A composição celular das lesões granulomatosas da GW é composta por células T CD4+, células T CD8+, histiócitos, linfócitos B CD20+, granulócitos neutrófilos, macrófagos CD68+ e células gigantes multinucleadas CD68+ que envolvem uma área central de necrose[49].

A histopatologia das úlceras orais da GW tende a ser inespecífica e a não apresentar os traços caraterísticos da GW, mas sim uma inflamação aguda ou crónica com hiperplasia pseudoepiteliomatosa, histiócitos epitelióides, células gigantes multinucleadas, microabcessos e um infiltrado inflamatório composto predominantemente por neutrófilos e eosinófilos[49].

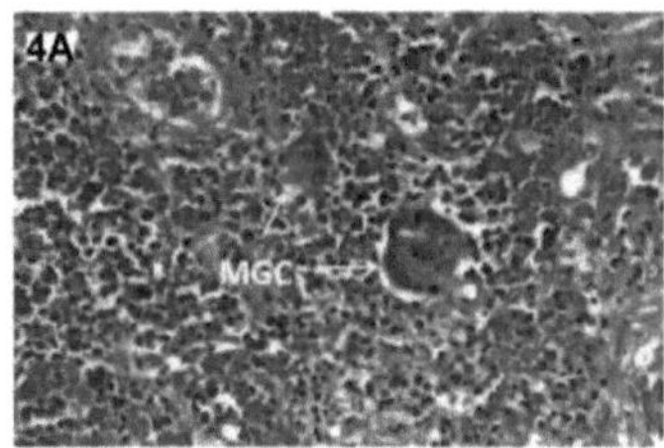

DIAGNÓSTICO:

O diagnóstico da granulomatose de Wegener baseia-se na avaliação clínica, radiológica, serológica e histopatológica do doente. Para o diagnóstico, são utilizadas radiografias do tórax, tomografia computorizada e ressonância magnética. Uma análise ao sangue positiva para os anticorpos citoplasmáticos antineutrófilos (ANCA) pode apoiar um diagnóstico suspeito da doença.

TRATAMENTO:

A sobrevivência média dos doentes não tratados com GW clássica disseminada é de 5 meses; 80% dos doentes morrem ao fim de 1 ano e 90% ao fim de 2 anos. No entanto, o prognóstico é melhor para as formas limitadas e superficiais da doença. Os medicamentos de eleição são a ciclofosfamida e a prednisolona.

2) GRANULOMATOSE OROFACIAL(OFG):

A granulomatose orofacial (GOF) é uma doença inflamatória crónica caracterizada por um aumento persistente ou recorrente dos tecidos moles, ulceração oral e uma variedade de caraterísticas orofaciais. O termo granulomatose orofacial foi proposto por **Wiesenfield** et al. em 1985.[[51]] A síndrome de Melkersson-Rossenthal e a Chelitis granulomatosa de Miescher são subconjuntos da granulomatose orofacial.[52]

EPIDEMIOLOGIA:

A frequência de OFG pode estar a aumentar, particularmente em crianças e jovens adultos. Embora a incidência e a prevalência da colite ulcerosa e da doença de Crohn estejam a começar a estabilizar em áreas de elevada incidência, como o norte da Europa e a América do Norte, continuam a aumentar em áreas de baixa incidência, como o sul da Europa, a Ásia e grande parte do mundo em desenvolvimento.[53]

ETIOLOGIA:

A etiopatogénese da OFG permanece indefinida. Os doentes com OFG podem ter uma história de atopia e existem associações ocasionais com intolerância alimentar, por exemplo, glutamato monossódico, conservantes alimentares e chocolate. A hipersensibilidade retardada a materiais dentários tem sido ocasionalmente implicada, e a remoção de amálgama tem causado a redução do inchaço da mucosa bucal e dos lábios de OFG em casos isolados. A infeção por Mycobacterium paratuberculosis, outrora postulada na etiopatogénese da doença de Crohn e da OFG, parece não ter significado.^][3]

CARACTERÍSTICAS CLÍNICAS:

O aumento dos lábios pode afetar os lábios superiores e/ou inferiores, com uma duração de semanas a meses. O inchaço pode fazer com que os lábios se tornem protuberantes e dar origem a fissuras na linha média (queilite mediana), nos ângulos da boca (queilite angular/estomatite angular) e/ou noutros locais. O inchaço não é pontiagudo e pode variar de mole a borrachudo, sendo este último mais provável quando o inchaço é de longa duração. A mucosa labial pode ser eritematosa e granular, enquanto a pele perioral pode ser seca e/ou esfoliativa.[ ][53]

Três formas principais de úlceras orais podem surgir na OFG. As mais caraterísticas são as úlceras crónicas, por vezes profundas, nos vestíbulos bucais ou labiais com bordos elevados circundantes. O segundo tipo de úlceras, mas menos comum, são as úlceras superficiais tipo aftas em qualquer superfície da mucosa oral. Por último, mas raramente, os doentes podem apresentar múltiplas pequenas erosões ou pústulas superficiais na gengiva anterior e/ou nos vestíbulos labiais ou no palato mole, designadas por pioestomatite vegetante, embora esta situação esteja mais frequentemente associada à colite ulcerosa.[53]

As mucosas bucal e labial podem ficar inchadas e dobradas, dando origem a um aspeto de "paralelepípedos". Surgem frequentemente marcas indolores na mucosa nos vestíbulos labial ou bucal, ou na região retromolar, que se manifestam como marcas cor-de-rosa ou vermelhas na mucosa. Pode surgir um aumento indolor da gengiva livre e/ou aderente, que tem frequentemente um aspeto granular e pode variar de cor normal a rosa salmão ou vermelho. O dorso da língua pode apresentar-se fissurado, principalmente nos bordos laterais.[53]

Raramente pode surgir uma paralisia do neurónio motor inferior do nervo facial na OFG. Isto reflecte, presumivelmente, a formação de granulomas no trajeto do tronco principal do nervo. A associação de paralisia do neurónio motor inferior do nervo facial com fissura da língua e aumento dos lábios é designada por **síndrome de Melkersson-Rosenthal.**[53]

CARACTERÍSTICAS HISTOLÓGICAS:

Histopatologicamente, a inflamação granulomatosa é o achado típico. Os granulomas aparecem como pequenos granulomas de células epitelóides rodeados por linfócitos e outras células mononucleares com edema difuso do tecido conjuntivo intersticial (lâmina própria superficial) com dilatação dos vasos linfáticos. As células gigantes de Langhans e a fibrose são observadas em lesões de longa duração. Normalmente, os granulomas parecem agrupar-se em torno de vasos dispersos e não são tão bem formados ou discretos como os observados na sarcoidose.[52]

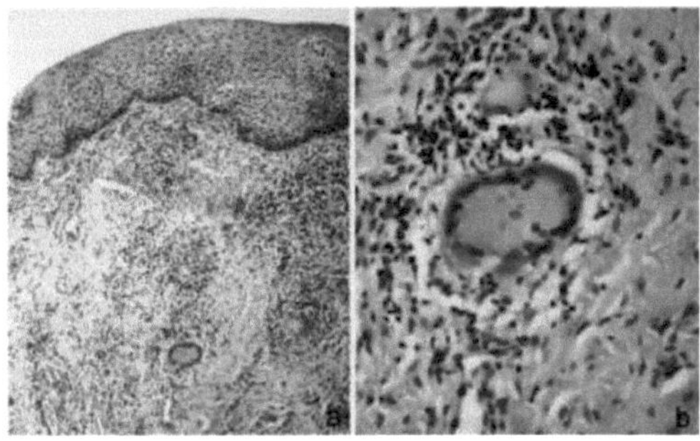

O diagnóstico de OFG é confirmado por uma biopsia da lesão. As análises ao sangue, a radiologia e a endoscopia são utilizadas para diferenciar a OFG. A IgG, a enzima de conversão da angiotensina sérica (SACE) e a proteína C-reactiva (PCR) estão ligeiramente elevadas.[53]

O diagnóstico diferencial inclui síndrome de Melkersson-Rosenthal, doença de Crohn, sarcoidose, tuberculose, reação de hipersensibilidade e edema angioneurótico.

TRATAMENTO:

Eliminação dos alergénios da dieta. Os corticosteróides intralesionais (por exemplo, acetonido de triamcinolona 40 mg/mL) podem causar alguma melhoria. A clofazimina, um agente antilepra com propriedades anti-inflamatórias e especificamente antigranulomatosas, parece ser eficaz. As úlceras podem melhorar com uma série de corticosteróides tópicos e imunossupressores tópicos. Foi sugerido que os corticosteróides sistémicos com ou sem imunossupressores poupadores de corticosteróides (por exemplo, prednisolona/zatioprina) são benéficos. O infliximab, um anti-fator necrótico tumoral (TNF)-a44 e, mais recentemente, a terapêutica com baixas doses de talidomida são alternativas.[53]

3) GRANULOMATOSE PULSÁTIL:

O granuloma de pulso é um achado oral pouco frequente, de etiologia indefinida. Apresentam-se como corpos esféricos, ovóides ou irregulares rodeados por fibroblastos e aparecem como material eosinofílico homogéneo em secções coradas com Hematoxilina e Eosina rodeados por células inflamatórias agudas e crónicas e células gigantes de corpo estranho.[54]

Dunlap e **Barker** cunharam o termo **anéis hialinos** (HR) e eram da opinião de que estas estruturas eram de origem endógena (alterações degenerativas hialinas nas paredes dos vasos sanguíneos). **Lewars** e vários autores posteriores consideraram que partículas alimentares minúsculas eram retidas na membrana mucosa e conduzidas para o tecido submucoso do periósteo, onde provocavam uma reação de corpo estranho. **Rannie** descreveu este tipo de lesões como "periostite mandibular crónica associada a vasculite" e estas estruturas como **corpos hialinos** (HB). **King** identificou-as como estruturas originárias de fragmentos de pulsos (sementes comestíveis de leguminosas), e a lesão acima referida é doravante designada por **pulso oral** ou **granuloma de anel hialino** (OPHRG).[55]

ETIOLOGIA:

Foram avançadas duas teorias etiológicas opostas relativamente à origem das HRs e, por conseguinte, à patogénese da lesão granulomatosa. **Teoria exógena:**

Lewars sugeriu inicialmente que "partículas alimentares minúsculas são retidas na membrana mucosa e conduzidas para o tecido submucoso do periósteo, onde provocam uma reação de corpo estranho". Adkins, que chamou pela primeira vez a atenção para "anéis de material eosinofílico sem estrutura, corado de forma pálida", diagnosticou as caraterísticas histológicas como sendo as de granulomas de corpo estranho. Sugeriu que, de entre vários materiais exógenos possíveis, restos de comida podem ter sido acidentalmente inseridos nas cavidades após extracções dentárias.

Rannie verificou que as células parenquimatosas das leguminosas em várias fases de decomposição, em resultado da rutura por cozedura e da tentativa de degradação pelas células fagocíticas do hospedeiro, estavam a produzir as estruturas semelhantes a anéis observadas nas lesões orais.[55] Harrison e Martin apoiaram a teoria de uma natureza vegetal dos anéis hialinos com base na investigação ultra-estrutural. Apresentaram provas que sugeriam que os anéis hialinos eram compostos principalmente por celulose, pelo que foi proposto o termo "granuloma vegetal oral".[54]

Teoria endógena:

Dunlap e Barker acreditavam que as HRs caraterísticas representam uma alteração degenerativa nas paredes dos vasos precipitada por uma vasculite aguda localizada, daí o termo sugerido

angiopatia hialina de células gigantes.[55] Hase e colaboradores relataram um caso interessante de infeção por Torulopsis glabrata na cavidade oral, que se apresentava clínica e histologicamente semelhante ao granuloma de pulso e consideraram que o granuloma de pulso poderia ser devido à infeção por T. glabrata.[54]

CARACTERÍSTICAS CLÍNICAS:

As idades variavam entre os 6 e os 71 anos, sendo que a maioria pertencia ao grupo etário dos adultos, dos quais quase dois terços eram do sexo masculino. Mais de dois terços das lesões ocorreram no maxilar inferior, geralmente na região pré-molar-molar, num doente edêntulo com uma prótese total inferior ou nas paredes de quistos residuais/periapicais, em granulomas que envolviam dentes cariados/raízes dentárias deixadas abertas ou dentes com uma história de terapia endodôntica falhada/incompleta. A maioria dos doentes apresentava sinais ou sintomas de dor, inchaço, secreção ou um seio crónico, ou as lesões foram inicialmente encontradas em exames clínicos e radiológicos de rotina^][55]

Radiograficamente, o granuloma de pulso intraósseo é uma lesão radiolúcida irregular com trabéculas ósseas bem formadas, uma aparência que pode ser confundida com a de outras lesões dos maxilares. O granuloma pulsátil extra-ósseo apresenta-se como uma erosão mal definida da crista do rebordo alveolar, que pode ser semelhante à do granuloma periférico de células gigantes.[ ][54]

CARACTERÍSTICAS HISTOLÓGICAS:

A microscopia do tecido patológico removido inclui uma lesão inflamatória crónica caracterizada pela presença de células gigantes de corpo estranho associadas a HRs eosinofílicas que aparecem frequentemente como massas homogéneas ou fibrilares aproximadamente circulares que podem exibir um bordo ondulado situado num estroma de tecido fibroso cronicamente e, menos frequentemente, agudamente inflamado. Podem ser encontrados pequenos focos esféricos de calcificação nos lúmens das HRs ou toda a massa pode estar calcificada.[ ][55]

O granuloma de pulso oral contém grânulos de amido, com envoltórios de celulose que se apresentam como anéis hialinos circundados por células gigantes de corpo estranho e tecido conjuntivo delicado disposto concentricamente. Luiz Akino et al. estudaram três casos de granuloma de pulso e verificaram que mais células gigantes eram vistas nas lesões iniciais do que nas mais antigas, que apresentavam calcificações em gotículas dentro de massas eosinofílicas.[54]

Os anéis hialinos são fortemente corados pelo PAS. Demonstram uma birrefringência definida sob luz polarizada. O azul de Alcian mostra positividade para material vegetal, uma vez que as paredes celulares dos vegetais contêm grupos ácidos como os carboxilos.

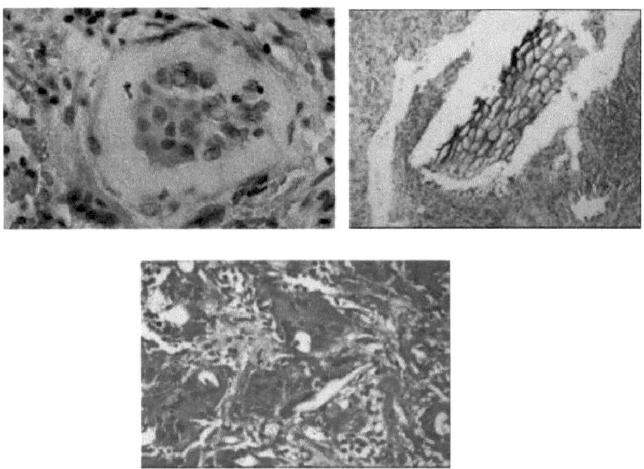

TRATAMENTO:

O tratamento do granuloma pulsátil consiste na excisão cirúrgica completa da lesão. A recorrência do granuloma pulsátil é rara e, se ocorrer, deve-se provavelmente a uma excisão incompleta.

4) SARCOIDOSE:

A sarcoidose é uma doença granulomatosa sistémica não-caseosa de etiologia desconhecida. **Jonathan Hutchinson**, um cirurgião-dermatologista inglês, relatou o primeiro caso de sarcoidose em 1875, mas o termo sarcoidose foi introduzido mais tarde por **Boeck** em 1899, que em grego significa "condição semelhante à carne".[56]

A sarcoidose afecta todos os indivíduos, independentemente da raça, sexo ou idade. Existe uma diferença a nível mundial nas taxas de incidência da sarcoidose. A doença apresenta uma ligeira predileção pelo sexo feminino e uma distribuição etária bimodal. O primeiro pico situa-se entre os 25 e os 35 anos de idade e o segundo pico entre os 45 e os 65 anos. Foram observadas variações sazonais a nível mundial, com o pico de incidência observado durante o final do inverno e o início da primavera.[56]

ETIOLOGIA:

Embora a etiologia da sarcoidose seja desconhecida, foram postulados factores genéticos, infecciosos e ambientais como possíveis causas. Foi identificada uma patogénese genética putativa com uma associação positiva com HLA-A1, HLA-B8 e HLA-DR3. Agentes infecciosos como micobactérias, propionobactérias, vírus Epstein-Barr (EBV) e vírus do herpes humano-8 (HHV-8) foram considerados como possíveis agentes etiológicos, mas até agora os resultados científicos têm sido inconsistentes e inconclusivos. Os factores ambientais (pó de madeira, pólen, argila, bolor, sílica) e a exposição profissional (agricultores, bombeiros, militares) têm sido sugeridos como agentes etiológicos.[56]

Os linfócitos T-helper 1 (Th1) desempenham um papel central na formação do granuloma, que se pensa ser o resultado da deposição de material antigénico pouco solúvel no tecido. Este material antigénico é absorvido por células apresentadoras de antigénios, como os macrófagos ou as células dendríticas, que depois o expõem aos linfócitos T. Em resposta a estes antigénios, ocorre uma amplificação local da reação imunitária celular. Além disso, os fagócitos mononucleares e outras células inflamatórias migram para o local da deposição antigénica sob a influência das quimiocinas e citocinas produzidas pelas células Th1. Isto resulta na formação de um granuloma.[56]

CARACTERÍSTICAS CLÍNICAS:

A sarcoidose surge mais frequentemente de forma aguda durante um período de dias a semanas e os sintomas são variáveis. Os sintomas clínicos comuns incluem dispneia, tosse seca, dor torácica, febre, mal-estar, fadiga, artralgia e perda de peso. Menos frequentemente, a sarcoidose surge de forma insidiosa ao longo de meses a anos, sem sintomas significativos e descoberta em radiografias de tórax de rotina.[52]

Embora qualquer órgão possa ser afetado, os pulmões, os gânglios linfáticos, a pele, os olhos e as glândulas salivares são os locais predominantes. O tecido linfoide está envolvido em quase todos os casos. As manifestações cutâneas ocorrem em cerca de 25% das vezes. Estas surgem frequentemente como lesões crónicas, violáceas e endurecidas, denominadas "**lúpus perinoso**", que frequentam o nariz, as orelhas, os lábios e a face. As placas simétricas, elevadas, endurecidas e arroxeadas são frequentemente observadas nos membros, costas e nádegas e designadas por "**eritema nodoso**" [52]

A rouquidão pode ser um sintoma precoce quando a laringe está envolvida. Noutras ocasiões, pode observar-se um envolvimento ocular que resulta em uveíte anterior e irite.

Duas síndromes clínicas distintas estão associadas à sarcoidose aguda. O "**síndroma de Lofgren**" consiste em eritema nodoso, linfadenopatia hilar bilateral e artralgia e o "**síndroma de Heerfordt**" (febre uveoparotídea) apresenta aumento da parótida, uveíte anterior dos olhos, paralisia facial e febre.[52]

MANIFESTAÇÕES ORAIS:

O envolvimento oral na sarcoidose é pouco frequente. **Schroff** (1942) relatou o primeiro caso suspeito de granulomas sarcoídicos na mucosa oral, mas **Poe** (1943) relatou o primeiro caso confirmado de sarcoidose que afectava a cavidade oral na mandíbula. Nos tecidos moles da cavidade oral, a mucosa bucal foi o local mais comum, seguido da gengiva, lábios, pavimento da boca/glândula sublingual, língua, palato, glândula submandibular e envolvimento de múltiplos locais orais. As apresentações clínicas comuns foram inchaço ou nódulos localizados, úlceras, inchaço com múltiplas úlceras, gengivite, hiperplasia gengival e recessão gengival.[56]

Os ossos maxilares foram envolvidos com um número ligeiramente superior de casos ocorridos na maxila anterior e na mandíbula posterior. As manifestações clínicas quando o osso maxilar estava envolvido deviam-se principalmente às lesões líticas e permeáveis no osso e incluíam dentes soltos, dor com irradiação para os ouvidos, obstrução nasal, inchaço da mandíbula, perda óssea maxilar e alvéolos não cicatrizantes.[56]

O envolvimento da glândula parótida ocorre em 6% dos doentes com sarcoidose. O envolvimento da glândula é normalmente bilateral e é ligeiramente mais comum nas mulheres. O envolvimento das glândulas submandibulares e sublinguais é menos comum do que o envolvimento da glândula parótida.[56]

CARACTERÍSTICAS HISTOLÓGICAS:

A histologia da sarcoidose mostra granulomas não caseosos. O centro dos granulomas contém normalmente macrófagos epitelóides rodeados por uma orla de linfócitos. Ocasionalmente, são também observadas células gigantes multinucleadas **do tipo Langhans**. As células gigantes resultam da fusão das células mononucleares epitelóides e podem ocasionalmente conter muitos corpos de inclusão, como os corpos de Schumann ou os corpos asteróides estrelados. **Os corpos de Schumann** são corpos basófilos, calcificados e laminados derivados de lisossomas encontrados em cerca de 48-88% dos doentes com sarcoidose. Os corpos **estrelados** ou **asteróides** são encontrados em 2-9% dos casos. Têm uma forma espiculada e representam colagénio aprisionado. Alguns gânglios linfáticos podem conter pequenos corpos castanhos amarelos distintos, medindo 1-15 pm no seio sub-capsular, denominados corpos **de Hamazaki-Wessenberg**. Representam grandes lisossomas e coram-se de preto com prata metamínica e de vermelho com coloração periódica de ácido-Schiff.[56]

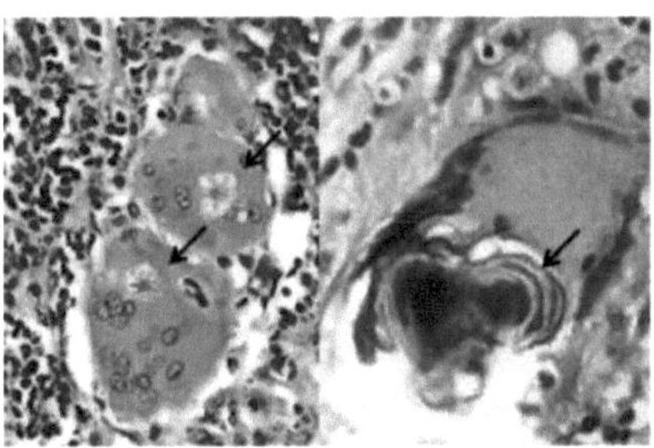

Os resultados laboratoriais significativos incluem um nível elevado de cálcio, aumento da fosfatase alcalina no sangue, aumento da taxa de sedimentação de eritrócitos e aumento dos níveis de gamaglobulina.

Teste de Kveim-Slitzbach:

Um teste de valor histórico, mas que já não é utilizado devido à sua baixa especificidade e sensibilidade, é o **teste de Kveim-Slitzbach**. Este teste envolvia a injeção intradérmica de um extrato de baço de uma lesão sarcoide conhecida. O doente com sarcoidose desenvolveu um nódulo em 4-6 semanas. Foi efectuada uma biopsia do nódulo para confirmar o diagnóstico.[56]

O diagnóstico diferencial da sarcoidose oral encontrada na biopsia da cavidade oral é a granulomatose orofacial (OFG).

TRATAMENTO:

Muitos casos são benignos e auto-limitados e não requerem qualquer tratamento para além de uma observação cuidadosa. Alguns investigadores recomendaram um curto curso de radiação profunda. Os corticosteróides parecem ser os únicos medicamentos capazes de curar e travar a progressão da doença.

C) LESÕES ÓSSEAS:

1) QUISTO ÓSSEO ANEURISMÁTICO:

O quisto ósseo aneurismático (CSA) é uma lesão óssea pseudocística benigna caracterizada por um estroma de tecido conjuntivo fibroso com tecido fibroso celular, células gigantes multinucleadas e grandes espaços preenchidos por sangue sem revestimento endotelial.[57] A origem do termo "quisto ósseo aneurismático" deriva dos dois casos relatados por ***Jaffe e Lichtenstein*** no seu artigo sobre quisto ósseo unicameral em 1942. ***Jaffe*** escolheu o nome "quisto ósseo aneurismático" como termo descritivo para estas lesões, com a palavra "aneurismático" para enfatizar o contorno distendido e "estourado" do osso afetado, e a palavra "quisto ósseo" para sublinhar que, quando a lesão é introduzida através de uma fina camada de osso, aparece em grande parte como uma cavidade cheia de sangue.[58]

Apenas 2% dos ABCs são encontrados na cabeça e no pescoço, sendo que 66% destes estão localizados nos maxilares. Os ABCs constituem 1,5% de todos os quistos não odontogénicos e não epiteliais da maxila e da mandíbula.

ETIOLOGIA:

A etiologia do ABC permanece pouco clara e controversa; ainda não foi determinado se a lesão é primária (ou seja, surge de novo) ou se é secundária a um precursor identificável. Existem várias teorias sobre a patogénese do ABC, que vão desde uma malformação vascular reactiva pós-traumática a um tumor ósseo geneticamente predisposto. O ABC pode estar associado a granuloma de células gigantes (mais comum), tumor castanho, condroblastomas, osteoblastoma, fibromixomas, displasia fibrosa, hemangioma, granuloma eosinofílico ou fibroma ossificante [57]. [57]

Buraczewski e Dabaska enfatizaram uma lesão violenta recente como um fator na patogénese. **Lichtenstein** propôs que o ABC pode ser atribuído a um aneurisma arteriovenoso local, levando a um aumento da pressão venosa no interior do osso e ao subsequente desenvolvimento de um leito vascular dilatado e ingurgitado. **Bernier e Bhaskar** sugeriram que o ABC e o CGCG representam um processo reparador em reação a um hematoma intramedular; se o hematoma em organização mantiver uma ligação circulatória com os vasos danificados, forma-se um ABC; se a ligação for destruída, resulta um granuloma de células gigantes[58].

O termo "cisto ósseo aneurismático sólido", cunhado por ***Sanerkin et al.*** em 1983, descreve uma lesão que contém o material reticulado, rendilhado e condroide caraterístico do cisto ósseo aneurismático convencional.

CARACTERÍSTICAS CLÍNICAS:

O quisto ósseo aneurismático é geralmente uma lesão de pessoas jovens, ocorrendo predominantemente abaixo dos 20 anos de idade, com predileção por ambos os sexos. Os ossos longos e a coluna vertebral são as localizações mais comuns do quisto ósseo aneurismático, mas a região maxilofacial também pode ser afetada. Também são frequentemente observadas lesões na clavícula, costela, crânio e ossos das mãos e dos pés, bem como noutros locais. As lesões são geralmente sensíveis a dolorosas, particularmente quando se movimentam, e esta dor pode limitar o movimento do osso afetado. Também é frequente o inchaço na zona do envolvimento ósseo.

A incidência na área craniana e maxilofacial é de aproximadamente 5% das lesões ósseas. Os ABCs gnáticos são pouco frequentes, com cerca de 2% dos casos registados nos maxilares. As lesões ocorrem mais frequentemente na mandíbula do que na maxila. O corpo e o ramo da mandíbula parecem ser os locais preferidos, embora a lesão tenha sido observada cruzando a linha média e aparecendo bilateralmente. Ocasionalmente, sabe-se que esta lesão desloca a dentição residente, mas a vitalidade dos dentes não é violada. Os pacientes podem queixar-se de algum grau de trismo ou dor na articulação temporomandibular. Este facto pode ser atribuído ao impacto físico da lesão na cápsula articular.

As lesões são sensíveis, particularmente ao movimento, e esta dor pode limitar o movimento do osso afetado. Observa-se inchaço na área de envolvimento ósseo. Quando se entra na lesão, verifica-se uma hemorragia excessiva, com o sangue a "brotar" do tecido, tendo este sido descrito como semelhante a uma esponja embebida em sangue, com grandes poros que representam os espaços cavernosos da lesão. Embora o sangue possa jorrar do tecido esponjoso do ABC durante a cirurgia, o seu aspeto é venoso e raramente há indícios de qualquer comunhão com um grande vaso, quer sob a forma de esguichos quer de pulsações.[59]

CARACTERÍSTICAS RADIOGRÁFICAS:

Foram descritas quatro fases do cisto ósseo aneurismático: (1) inicial, (2) crescimento ativo, (3) maturação e (4) cicatrização. Na fase inicial, a lesão é caracterizada por uma área bem definida de osteólise com discreta elevação do periósteo. Segue-se uma fase de crescimento, na qual a lesão cresce rapidamente com "destruição" progressiva do osso e desenvolvimento do aspeto radiológico caraterístico de "blow-out". A fase de crescimento é sucedida por um período de estabilização, no qual se desenvolve a caraterística "aparência de bolha de sabão", como resultado da maturação da concha óssea. A cicatrização final resulta numa calcificação progressiva, com a lesão a transformar-se numa massa óssea densa.[15]

CARACTERÍSTICAS HISTOLÓGICAS:

O ABC é constituído por um estroma de tecido conjuntivo fibroso que contém muitos espaços cavernosos ou cheios de sangue. Estes espaços podem ou não apresentar trombose. Os fibroblastos jovens são numerosos no estroma de tecido conjuntivo, bem como as células gigantes multinucleadas com uma distribuição irregular semelhante à do granuloma de células gigantes. Não são encontrados espaços cavernosos nesta última lesão. Estão presentes quantidades variáveis de hemossiderina e, invariavelmente, nova formação osteoide e óssea.[15]

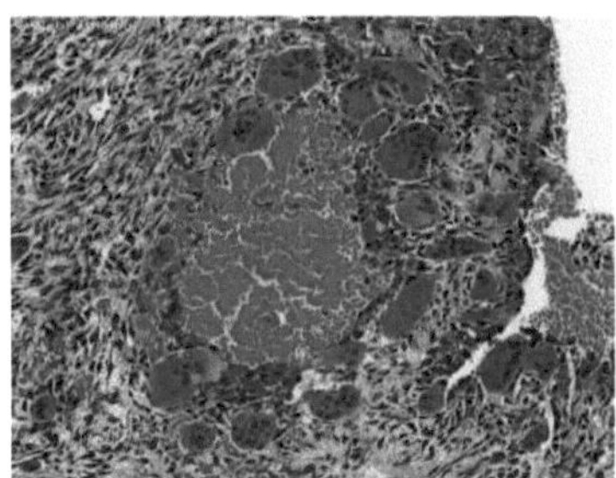

TRATAMENTO:

A curetagem ou excisão cirúrgica é o tratamento de eleição, embora também tenham sido utilizadas baixas doses de radiação. A taxa de recorrência é de 21-59%, mas não se conhece nenhuma lesão nos maxilares que tenha recidivado.[15]

2) QUERUBISMO:

O querubismo é uma lesão fibro-óssea autossómica dominante dos maxilares que envolve mais do que um quadrante e que estabiliza após o período de crescimento, deixando normalmente alguma deformidade facial e má oclusão.[60]

Foi descrita pela primeira vez por Jones em 1933 como "doença cística miltilocular familiar dos maxilares". Renomeada como querubismo em 1938 devido às caraterísticas clássicas das bochechas redondas e cheias e do olhar virado para cima, que remetem para o aspeto angelical dos querubins imortalizados pela arte renascentista.[61]

O gene relacionado com o querubismo estava localizado no cromossoma 4_p 16.3. Foi proposta uma patogénese molecular do querubismo, com a deteção de uma mutação no gene que codifica o SH3BP2 e a possível degradação do gene Msx-1, que está envolvido na regulação da interação mesenquimal durante a morfogénese craniofacial. A teoria mais aceite relativamente à patogénese do querubismo é a sua associação a um gene autossómico dominante, ou seja, herança familiar.[61]

CARACTERÍSTICAS CLÍNICAS:

De acordo com a classificação da OMS, o querubismo pertence a um grupo de lesões ósseas não neoplásicas que afectam apenas os maxilares. Trata-se de uma lesão osteoclástica dos maxilares, rara, benigna e geneticamente determinada. Parece ter 100% de penetrância no sexo masculino e apenas 50-70% de penetrância no sexo feminino.[60] Ocorre normalmente entre os 2 e os 5 anos de idade, seguindo-se uma fase de crescimento rápido até aos 7-8 anos de idade, uma fase de crescimento lento até aos 12 ou à puberdade, uma fase de estabilização das lesões na puberdade ou após esta e, finalmente, uma fase de remissão por volta dos 25-30 anos.[61]

Lesões de crescimento rápido da maxila e da mandíbula, incluindo os coronóides e os côndilos, são observadas em indivíduos gravemente afectados. Os olhos têm um aspeto elevado a celeste. A aparência de querubim com plenitude da metade inferior da face (pálpebras e mandíbula) está presente. Retração das pálpebras inferiores devido à pele esticada sobre as pálpebras - puxando as pálpebras inferiores para baixo. Consequentemente, uma fina linha de esclerótica é exposta por baixo - e os olhos parecem estar levantados para o céu. Aumento indolor dos maxilares. Há um aumento bilateral com perda de osso nos maxilares, que é substituído por uma grande quantidade de tecido fibroso. Retração da pálpebra inferior, proptose, diplopia, deslocamento do globo, perda de visão devido a atrofia do nervo ótico. Raramente, a lesão pode estender-se até à órbita. Verifica-se uma deslocação da língua que afecta a fala, a mastigação, a deglutição e a respiração. Extremamente raro, o envolvimento extrafacial do esqueleto envolve a parte superior do úmero, as costelas anteriores e a parte superior do colo do fémur.[62]

Foram registadas numerosas anomalias dentárias, tais como agenesia do segundo e terceiro molares da mandíbula, deslocamento dos dentes, esfoliação prematura dos dentes decíduos, atraso na erupção dos dentes permanentes e transposições e rotação dos dentes. Em casos graves, ocorre reabsorção dentária. Em alguns casos, o querubismo foi descrito como estando ligado a outras doenças e condições, como a síndrome de Noonan, uma lesão no úmero, fibromatose gengival, atraso psicomotor, envolvimento orbital e apneia obstrutiva do sono.[60]

CLASSIFICAÇÃO:

Arnott, em 1978, sugeriu o seguinte sistema de classificação para as lesões do querubismo: Grau I: envolvimento dos ramos ascendentes da mandíbula,

Grau II: envolvimento das tuberosidades maxilares, bem como dos ramos ascendentes da mandíbula

Grau III: Síndrome de McCune Albright: envolvimento de toda a maxila e mandíbula, exceto o processo coronoide e os côndilos.[60]

Sistema Seward e Hankey:

Grau I: Envolvimento da região molar mandibular bilateral e dos ramos ascendentes, corpo da mandíbula ou mento.

Grau II: Envolvimento das tuberosidades maxilares bilaterais, bem como da lesão de grau I, com difusão de toda a mandíbula.

Grau III: Envolvimento maciço de toda a maxila e mandíbula, exceto os côndilos.

Grau IV: Envolvimento de ambos os maxilares com côndilos.[63]

CARACTERÍSTICAS RADIOGRÁFICAS:

Radiologicamente, o querubismo é caracterizado pela expansão quística multilocular bilateral dos maxilares. As lesões precoces ocorrem no corpo posterior da mandíbula e nos ramos ascendentes. As lesões maxilares podem ocorrer ao mesmo tempo, mas escapam à deteção radiográfica precoce devido à sobreposição das cavidades sinusais e nasais. Foi relatado o deslocamento do canal alveolar inferior. A destruição da cavidade alveolar pode deslocar os dentes, produzindo uma aparência radiográfica referida como "síndrome do dente flutuante". Na idade adulta, as áreas quísticas nos maxilares tornam-se reossificadas, o que resulta numa esclerose irregular e irregular. Existe uma aparência clássica (mas inespecífica) de vidro despolido devido ao padrão trabecular pequeno e fortemente comprimido.[60]

CARACTERÍSTICAS HISTOLÓGICAS:

O exame histológico das lesões revela geralmente numerosas células gigantes multinucleadas. Estas células multinucleadas apresentam uma forte positividade para o anticorpo monoclonal 23c6 e para a fosfatase ácida resistente ao tartarato, que é caraterística dos osteoclastos. O estroma colagénico, que contém um grande número de fibroblastos fusiformes, é considerado único devido à sua natureza granulosa e impermeável. Estão presentes numerosos vasos pequenos e os capilares exibem células endoteliais de grandes dimensões e um manguito capilar perivascular. O manguito eosinofílico parece ser específico do querubismo. No entanto, estes depósitos não estão presentes em muitos casos e a sua ausência não exclui o diagnóstico de querubismo. As lesões mais antigas e em resolução do querubismo mostram um aumento do tecido fibroso, uma diminuição do número de células gigantes e a formação de osso novo.[60]

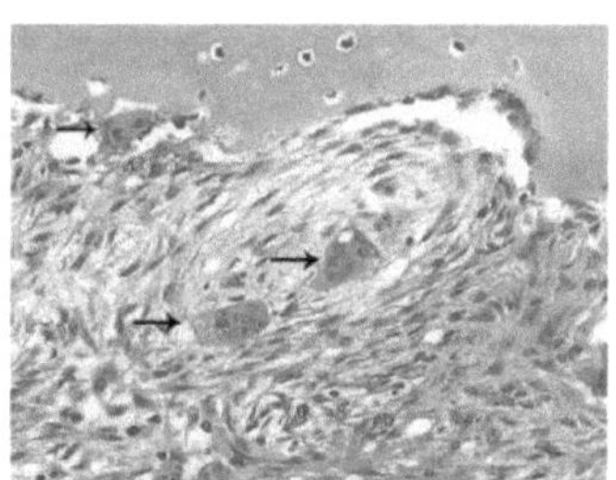

O diagnóstico diferencial do querubismo consiste em granuloma de células gigantes dos maxilares, osteoclastoma, quisto ósseo aneurismático, displasia fibrosa e hiperparatiroidismo.

TRATAMENTO:

Como Laskin afirmou, "o tratamento do querubismo deve ser baseado no curso natural conhecido da doença e no comportamento clínico do caso individual". Portanto, cirurgias para corrigir as deformidades da mandíbula no querubismo são raramente indicadas [21]. A lipoaspiração tem sido usada para mudar o contorno dos maxilares num paciente com querubismo. A radiação tem sido utilizada com sucesso, mas é desaconselhada devido ao possível atraso no crescimento dos maxilares, bem como aos riscos de osteoradionecrose e indução de malignidade [60].

3) DOENÇA DE PAGET:

A doença de Paget é uma doença caracterizada pela reabsorção e deposição anárquica e anormal de osso, resultando na distorção e enfraquecimento dos ossos afectados. O seu nome vem de ***Sir James Paget***, um cirurgião inglês que originalmente chamou à doença "**Osteitis deformans**", pois acreditava que a doença era causada por uma inflamação crónica. Weinman & Sicher (1947) utilizaram o termo "**osteíte hiperplásica**" e

Schuller (1926) sugeriu o termo "**osteoporose circumscripta**" a decumscripta" para descrever as alterações caraterísticas observadas nas radiografias do crânio. Virchow (1862) foi o primeiro a utilizar o termo inespecífico "**leontiasis ossea**" para descrever o alargamento dos ossos faciais por vezes observado na doença de Paget.[64]

ETIOLOGIA:

A etiologia exacta não é conhecida. Foram registados vários casos familiares de doença de Paget; estudos recentes indicaram uma associação com o locus HLA-D e os loci HLA-A9 e B15. ***Rebel et al.*** descreveram anomalias ultra-estruturais nos osteoclastos. Segundo ele, a infeção viral dos osteoclastos é o único agente etiológico. Outros sugeriram uma causa inflamatória, que é apoiada pela evidência de melhoria clínica após o tratamento com medicação anti-inflamatória. Também foi observada uma elevação da hormona paratiroide na doença de Paget, mas não existe uma relação sólida entre as duas doenças. Foi relatada uma forma anormal de colagénio em alguns doentes com doença de Paget, o que levou à sugestão de que é o resultado de um erro inato da biossíntese do tecido conjuntivo. Da mesma forma, outras etiologias sugeridas, como desequilíbrios hormonais, doenças vasculares e autoimunidade.[65]

Doença de Paget caracterizada por uma maior reabsorção óssea por osteoclastos gigantes multinucleados com formação de tecido ósseo desorganizado por osteoblastos. Este processo evolui através de várias fases de atividade, seguidas de uma fase quiescente. Assim, a doença de Paget consiste em 3 fases:

- Lítico
- Misto lítico e blástico
- Esclerótica ou queimada

CARACTERÍSTICAS CLÍNICAS:

Os sinais, sintomas e morbilidade global são largamente determinados pelos locais envolvidos. É mais comum na Grã-Bretanha e rara em África e na Ásia. A doença de Paget é reconhecida mais frequentemente após os 50 anos de idade. Na nona década, a prevalência atinge quase 10 por cento do grupo de pares. O rácio entre homens e mulheres é de aproximadamente 1:1.[60]

Embora a doença possa ser monostótica, a maioria dos casos da doença de Paget é polistótica[17] . A doença afecta mais frequentemente os ossos longos das extremidades inferiores e o crânio, sendo geralmente simétrica. Os ossos aumentam de tamanho e amolecem, e os que suportam o peso cedem e tornam-se anormalmente curvados e deformados, levando a uma deformidade arqueada descrita como **postura símia** (semelhante a um macaco). A coluna vertebral, quer por cedência ao peso do crânio crescido, quer por alteração das suas próprias estruturas, pode afundar-se e parecer encurtar-se com curvas dorsais e lombares muito aumentadas. A bacia pode tornar-se larga.[59]

A queixa mais comum é a dor. A dor óssea é sentida como uma dor constante e surda, profundamente abaixo dos tecidos moles. Pode persistir ou agravar-se durante a noite. Os ossos afectados tornam-se quentes ao toque devido ao aumento da vascularização. O osso amolecido na base do crânio pode levar à **platibasia**, a descida do crânio sobre a coluna cervical. Os sinais e sintomas adicionais incluem dor de cabeça, surdez e, muito ocasionalmente, outros sinais e sintomas cranianos. A paralisia facial, as tonturas, a fraqueza e as perturbações mentais têm sido atribuídas à doença de Paget.[60]

O sintoma clássico da doença de Paget do crânio é o aumento do tamanho da cabeça ou o achatamento da região occipital. Qualquer um dos maxilares pode ser afetado; a maxila é mais frequentemente envolvida, resultando no aumento do terço médio da face. Em casos graves, há uma deformidade facial semelhante a um leão, descrita como **leontiase ossea.**[59]

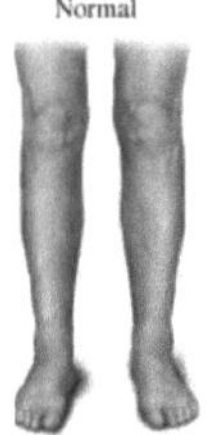

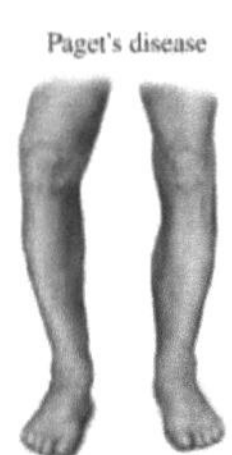

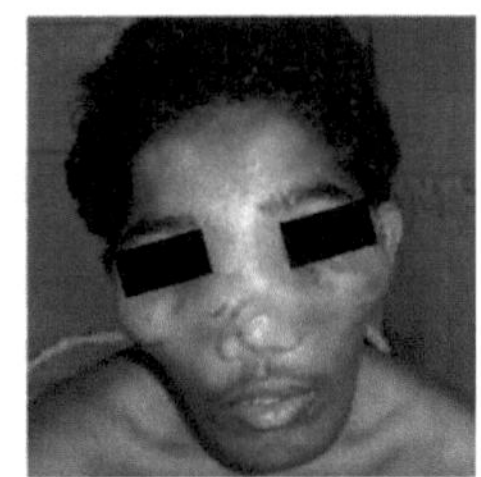

MANIFESTAÇÕES ORAIS:

O rácio de envolvimento da maxila em relação à mandíbula é de 2,3:1. A maxila apresenta um aumento progressivo, o rebordo alveolar torna-se mais largo e o palato fica achatado. Se houver dentes presentes, estes podem soltar-se e migrar, produzindo algum espaçamento. As lesões mandibulares apresentam achados semelhantes, mas não tão graves como as lesões maxilares. Os doentes edêntulos com próteses dentárias podem queixar-se de incapacidade de usar o aparelho. A hipercementose é uma caraterística da doença de Paget. [60]

CARACTERÍSTICAS RADIOLÓGICAS:

O aspeto radiográfico da doença de Paget depende do estádio da doença. A fase de reabsorção é caracterizada por lesões radiolúcidas e a fase de aposição por radiopacidade. As grandes áreas focais de radiolucência nas radiografias do crânio que afectam particularmente as regiões frontal, parietal e occipital foram denominadas **osteoporose circunscrita**. As áreas irregulares de radiopacidade e radiolucência dão origem a uma caraterística "**algodão**"

O aspeto da doença de Paget é bem demonstrado nas radiografias do crânio e dos maxilares. A hipercementose e a perda da lâmina dura são caraterísticas da doença de Paget.[64] A cintigrafia com ^{99m} Tc-technetium demonstra uma captação acentuada em toda a mandíbula, de côndilo a côndilo, designada por **barba negra ou sinal de Lincoln.** [65]

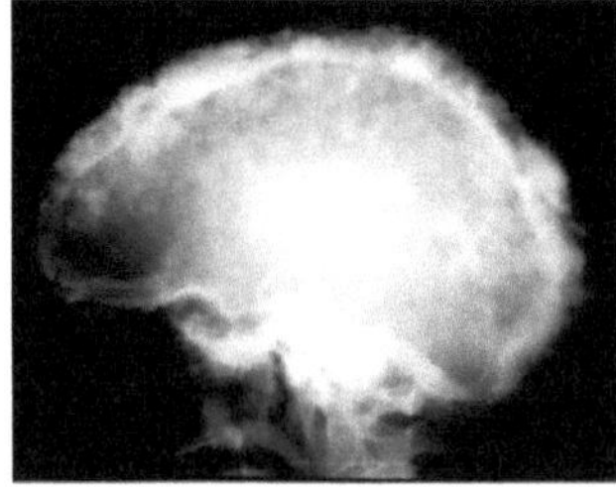

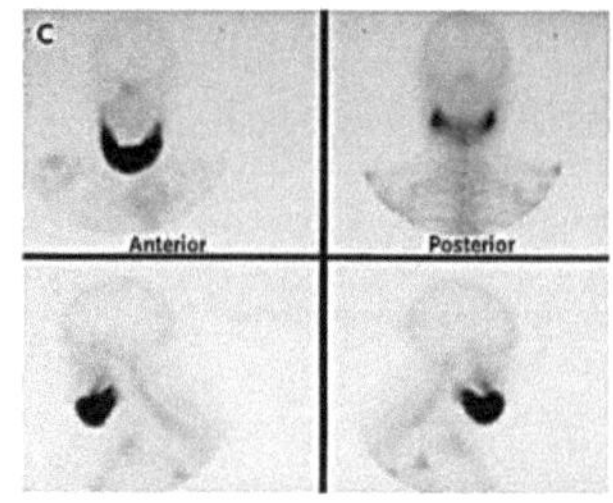

O cálcio e o fósforo séricos estão normalmente dentro dos limites normais. O nível sérico de fosfatase alcalina pode estar elevado até 250 unidades Bodansky. O nível sérico de fosfatase ácida não está aumentado. Na doença de Paget, os níveis de hidroxiprolina urinária estão elevados, pois reflectem um aumento da atividade osteoclástica e da reabsorção óssea. Os marcadores bioquímicos sensíveis à reabsorção óssea, N-telopeptídeo urinário (NTX) e alfa-C-telopeptídeo (CTX), encontram-se anormalmente elevados na doença de Paget ativa.[60]

CARACTERÍSTICAS HISTOLÓGICAS:

As caraterísticas histológicas da doença de Paget são produzidas por uma sequência anárquica de destruição e reparação repetitiva do osso sem referência aparente a requisitos funcionais. A fase inicial é caracterizada pela reabsorção osteoclástica do osso existente. Os osteoclastos são grandes, assumem frequentemente formas bizarras e podem conter 100 ou mais núcleos. A reabsorção começa nos canais de Haversian, que se alargam e coalescem. Os espaços da medula óssea são substituídos por tecido celular e fibrovascular; o aumento da vasculatura local é frequentemente notório.

A esta fase inicial segue-se uma reabsorção contínua do osso antigo e do novo osso depositado, bem como a deposição de mais osso novo. Assim, por fim, o osso torna-se extensivamente remodelado. Este padrão ósseo passa a apresentar um aspeto bastante irregular, consistindo em fragmentos justapostos como as peças de um **puzzle**. As linhas de cimentação entre estas peças, muitas vezes largas e marcadamente hematoxifílicas, dão origem às marcas curvilíneas ou **padrão em mosaico**. A deposição de osso novo ocorre frequentemente sob a forma de pequenas massas esferoidais acelulares que aumentam gradualmente e se fundem para formar áreas maiores de osso esclerótico denso.[64]

A doença de Paget pode também afetar o cemento e as câmaras pulpares de dentes com maxilares pagéticos e produzir oclusão pulpar e calcificação distrófica. [65]

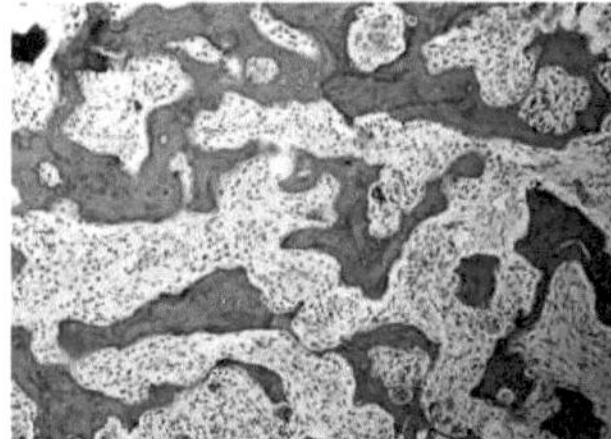

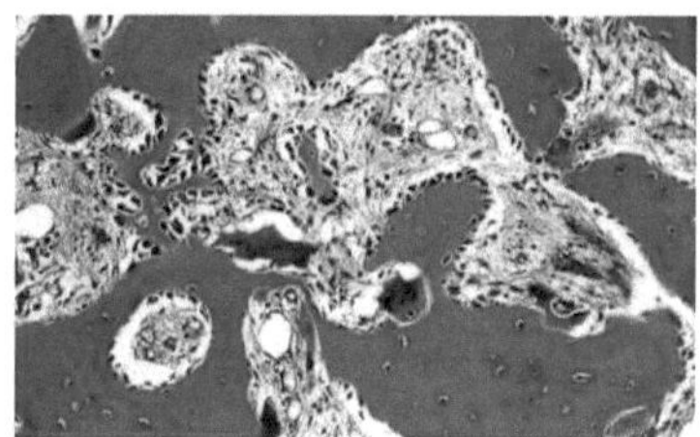

A frequência de neoplasia na doença de Paget é bastante elevada. Mais de metade das neoplasias são osteossarcomas e um quarto são fibrosarcomas. O condrossarcoma e os tumores de células gigantes também são registados. No entanto, os tumores dos maxilares são raros[60] .

TRATAMENTO:

Nos doentes com um envolvimento mais limitado e sem sintomas, o tratamento muitas vezes não é necessário. As vitaminas, as hormonas e a radioterapia têm sido utilizadas com relatos esporádicos de curas. A calcitonina (antagonista da paratormona) e os bifosfonatos, que suprimem a reabsorção óssea, também têm sido utilizados com algum sucesso.

D) LESÕES DE CORPOS ESTRANHOS:

SILICOSE:

A silicose é uma doença pulmonar fibrótica, irreversível e potencialmente fatal, que pode desenvolver-se após a inalação de grandes quantidades de pó de sílica ao longo do tempo. Na maioria das circunstâncias, a silicose só se desenvolve após exposições profissionais substanciais.[66] Os ambientes que apresentam o maior risco profissional são os seguintes: extração e processamento de pedra; extração de ouro e pedras preciosas; perfuração de poços; jato de areia; produção de cerâmica e vidro; e fundição de ferro. **Peacock** e **Greenhow** relataram ter encontrado pó de sílica nos pulmões de mineiros na década de 1860 e, 10 anos mais tarde, **Visconti** usou o termo "silicose" para descrever a doença causada pela exposição inalatória ao silex.[67]

Os silicones são biomateriais que variam entre produtos líquidos e sólidos e são amplamente utilizados na medicina. Os elastómeros de silicone (formas sólidas) encontram-se em dispositivos protéticos implantados, lentes de contacto e tubos de fluidos intravenosos, e o silicone líquido (dimetilpolissiloxano) é utilizado principalmente para o aumento de tecidos moles. Em 1964, **Winer** et al. utilizaram o termo "**siliconoma**" para descrever as reacções granulomatosas nos tecidos moles de doentes que tinham recebido injecções de silicone líquido.[68]

CARACTERÍSTICAS CLÍNICAS:

Clinicamente, a silicose pode apresentar-se em três formas diferentes: aguda, acelerada e crónica. A forma aguda é causada por uma exposição substancial à sílica e, normalmente, manifesta-se no prazo de 2 anos após a exposição inicial. Na forma acelerada, os sintomas aparecem após 2 a 10 anos. A forma crónica desenvolve-se mais de 10 anos após a exposição e é tipicamente oligossintomática. No entanto, pode evoluir para dispneia progressiva ao esforço. Nos doentes com a forma crónica, a progressão da doença pode ser rápida, evoluindo para a morte em poucos meses ou anos.[67]

O risco de um doente com silicose desenvolver tuberculose extrapulmonar é também 3,7 vezes superior ao dos controlos saudáveis. As evidências de estudos experimentais sugerem que a sílica modifica a resposta imunitária dos pulmões, prejudica o metabolismo/função dos macrófagos pulmonares e, com uma exposição frequente, provoca a apoptose dos macrófagos. Outro elemento envolvido é a proteína surfactante A, que aparece em níveis elevados no fluido BAL de doentes com silicose. Um excesso desta proteína parece estar associado a uma maior suscetibilidade à tuberculose, possivelmente porque permite que as micobactérias entrem nos macrófagos alveolares sem desencadear citotoxicidade e inibe a formação de espécies reactivas de azoto pelos microfagos activados.[67]

CARACTERÍSTICAS HISTOLÓGICAS:

Um granuloma de silicone é uma reação tecidular provocada pelo silicone. O granuloma de silicone na mama resulta da fuga de uma prótese. As células gigantes de corpo estranho estão presentes perto de espaços lacunares preenchidos com material refratário amorfo.

Inicialmente, há supuração à volta do material estranho. Segue-se uma inflamação granulomatosa que pode ser do tipo tuberculoide, sarcoidal, supurativa ou necrobiótica. Numa fase mais avançada, ocorre fibrose. Em redor do material estranho existem histiócitos, alguns dos quais se diferenciaram em células grandes com limites celulares indistintos, denominadas células epitelióides.

Existem células gigantes multinucleadas do tipo corpo estranho que contêm frequentemente material estranho ingerido. Nas células gigantes de corpo estranho, os núcleos estão dispersos irregularmente pelo citoplasma.

Podem estar presentes algumas células gigantes do tipo Langhans, em que os núcleos estão distribuídos ao longo da periferia num semicírculo.

Em caso de injeção com silicone líquido - Existem numerosos espaços quísticos e vacúolos parcialmente preenchidos com silicones rodeados por uma fina camada de tecido fibroso A reação de células gigantes de corpo estranho é mínima. Em caso de rutura extracapsular - Existem muitas células gigantes do tipo corpo estranho, muitas vezes contendo silicones e células espumosas, juntamente com linfócitos.

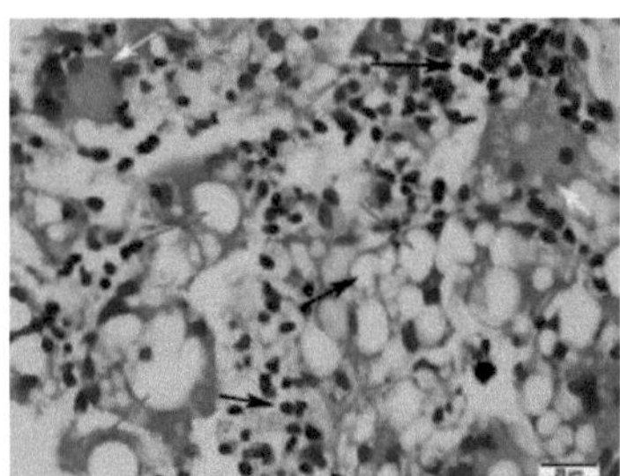

TRATAMENTO:

Estão disponíveis várias modalidades de tratamento destinadas a diminuir a resposta inflamatória pulmonar à sílica. A utilização de técnicas de lavagem do pulmão inteiro pode melhorar os sintomas em alguns doentes. Os corticosteróides e o citrato de alumínio têm sido utilizados em protocolos de tratamento farmacológico com sucesso variável para a silicose.

E) MALIGNAÇÕES:

DOENÇA DE HODGKIN (HD) (LINFOMA DE HODGKIN):

O linfoma de Hodgkin é uma doença linfoproliferativa maligna, descrita pela primeira vez por **Thomas Hodgkin** em 1832. Quase 60 anos mais tarde, **Dorothy Reed** e **Carl Sternberg** descreveram as caraterísticas histológicas da doença. Durante muitos anos, a verdadeira identidade das células tumorais grandes, neoplásicas, mononucleadas e multinucleadas, designadas por células de Hodgkin e Reed-Sternberg (HRS), permaneceu desconhecida e a lesão foi amplamente designada por doença de Hodgkin.[69]

Embora a causa da doença ainda não seja conhecida, os agentes infecciosos, especialmente o vírus Epstein-Barr, podem estar envolvidos na patogénese. A positividade do EBV é mais elevada na doença de Hodgkin de células mistas (60-70%) do que na esclerose nodular (15-30%). Os doentes infectados com VIH têm uma maior incidência de DH. A predisposição genética pode desempenhar um papel na patogénese. Aproximadamente 1% tem história familiar da doença. Os alelos HLA-DP são mais comuns na doença de Hodgkin.[15]

CARACTERÍSTICAS CLÍNICAS:

Tem uma distribuição bimodal em função da idade, com um pico inicial entre os 15 e os 35 anos, diminuindo depois e atingindo um segundo pico para além dos 50 anos. Nas crianças, esta doença é responsável por cerca de metade dos linfomas, com uma taxa de incidência global de 1,8 casos por 1 000 000 de habitantes no sexo masculino e 0,8 casos por 1 000 000 de habitantes no sexo feminino. Existe um ligeiro predomínio do sexo masculino nas crianças com menos de 10 anos, ao passo que nos adolescentes mais velhos afecta predominantemente o sexo feminino[15] .

Na maioria dos casos, a primeira manifestação é o aumento indolor de um ou mais gânglios linfáticos cervicais (60-80%), da axila (6-20%) e, menos frequentemente, dos gânglios linfáticos inguinais (6-20%) e do anel de Waldeyer ou dos gânglios occipitais. A apresentação de gânglios linfáticos aumentados e assintomáticos é mais comum em doentes jovens com DH e é consistente com a classificação histológica de predominância linfocitária ou esclerose nodular. Em pessoas mais velhas com risco aumentado de desenvolver o padrão histológico de depleção de linfócitos ou de celularidade mista, os sintomas sistémicos, como mal-estar, febre e suores noturnos, podem preceder a adenopatia linfática percetível. É principalmente uma doença dos gânglios linfáticos e raramente ocorre como uma doença principalmente na cavidade oral.[15]

Esquemas de classificação do linfoma de Hodgkin (LH)[70]

Classificação de Jackson e Parker

1) Paragranuloma
2) Granuloma
3) Sarcoma

Classificação de Lukes e Butler

1) Linfocítica e/ou histiocítica, nodular
2) Linfocítico e/ou histiocítico, difuso
3) Esclerose nodular
4) Celularidade mista
5) Fibrose difusa
6) Reticular

Classificação da conferência de Rye

1) Predominância de linfócitos
2) Esclerose nodular
3) Celularidade mista
4) Depleção linfocítica

Classificação revista do linfoma euro-americano (REAL)

1) Predomínio de linfócitos nodulares nodular/difuso
2) HL clássico
    a) Esclerose nodular

b) Celularidade mista

c) Depleção de linfócitos

d) LH clássico difuso rico em linfócitos (entidade provisória)

Regime da Organização Mundial de Saúde

1) LH com predomínio de linfócitos nodulares

2) HL clássico

a) Esclerose nodular HL (graus 1 e 2)

b) LH clássico rico em linfócitos

c) HL de celularidade mista

d) HL com depleção de linfócitos

e) Clássico não classificável HL

O subtipo nodular predominante de linfócitos, que constitui 5% de todos os casos, é definido pela presença de um fundo "nodular" de pequenas células B numa rede de células dendríticas e de grandes células neoplásicas que expressam o antigénio CD20 associado às células B, mas não o CD15 ou o CD30. O linfoma de Hodgkin clássico, que tem quatro subtipos *(ou seja,* esclerose nodular, celularidade mista, rico em linfócitos e depletado de linfócitos), é caracterizado pela presença de células neoplásicas que expressam CD15 e CD30.

Encenação em Ann Arbor:[71]

Estádio I: Envolvimento de uma única região linfonodal ou estrutura linfoide (por exemplo, baço, timo, anel de Waldeyer)

Estádio II: Envolvimento de duas ou mais regiões linfonodais do mesmo lado do diafragma

Estádio III: Envolvimento de regiões ou estruturas linfáticas em ambos os lados do diafragma

Estádio IV: Envolvimento de local(ais) extranodal(ais) para além do designado E

Para todas as fases

R: Sem sintomas

B: Febre (380C), suores abundantes, perda de peso (10% do peso corporal durante 6 meses)

Para as fases I a III

E: Envolvimento de um único local extranodal contíguo ou próximo do local nodal conhecido

CARACTERÍSTICAS HISTOLÓGICAS:

As células de Reed-Sternberg (RS) são as células malignas caraterísticas de Doença de Hodgkin, medindo 20-50 pm de diâmetro, com citoplasma abundante, anfófilo, finamente granular/homogéneo; dois núcleos em espelho (olhos de coruja), cada um com um nucléolo eosinofílico e uma membrana nuclear espessa.

1) **A doença de Hodgkin com predomínio de linfócitos nodulares** constitui 5% de todos os casos de DH. Uma variante das células RS designada por células linfocíticas e histocíticas (células L & H) ou células em pipoca é observada num fundo de células inflamatórias. Estas células são designadas como células em pipoca porque os seus núcleos se assemelham a um grão de milho explodido.

2) **A doença de Hodgkin com esclerose nodular** corresponde a 60-80% de todos os casos. A célula caraterística é a célula RS do tipo lacunar, que apresenta um núcleo monolobado ou multilobado e um nucléolo pequeno com citoplasma abundante e pálido.

3) **A doença de Hodgkin de celularidade mista** corresponde a 15-30%. As células RS são de tipo clássico com núcleos duplos ou múltiplos e uma grande inclusão eosinofílica como nucléolo.

4) **A doença de Hodgkin rica em linfócitos** corresponde a 5%. As células RS do tipo clássico ou lacunar são observadas no fundo dos linfócitos.

5) **A doença de Hodgkin com depleção de linfócitos** representa menos de 1%. O infiltrado aparece hipocelular com um grande número de células RS. [15]

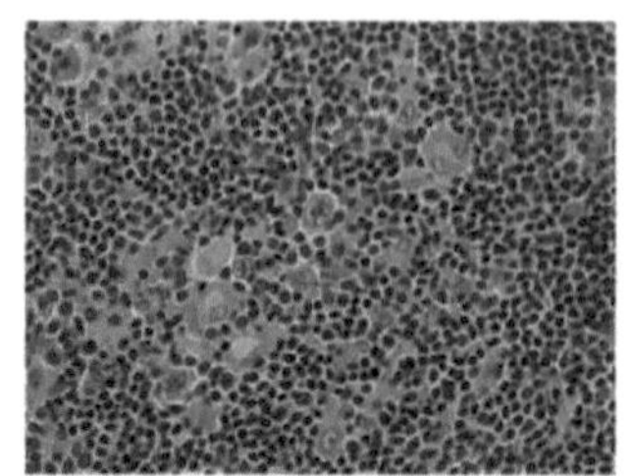
H&E (40X) Lymphocyte predominant HD

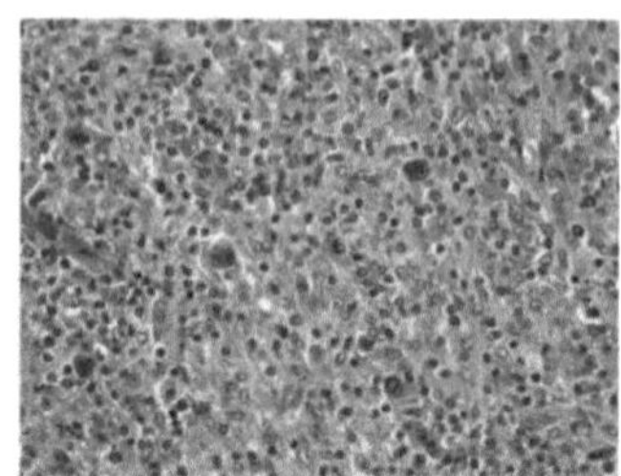
H&E (40X) Mixed cellularity HD

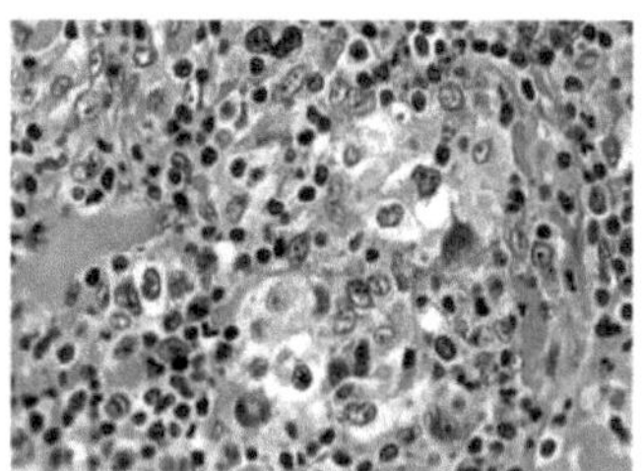
H&E (10X) Nodular sclerosis HD

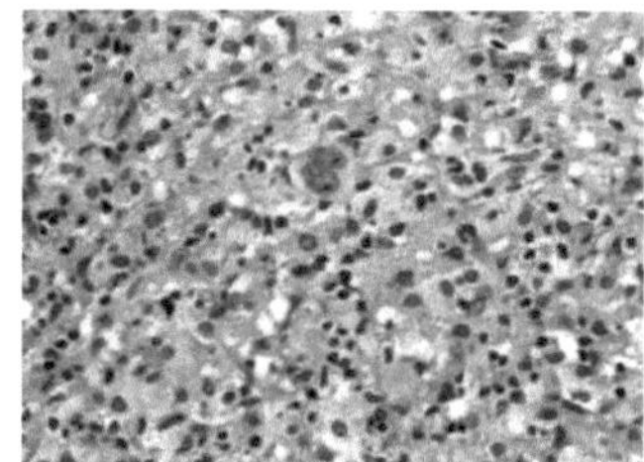
H&E (40X) Lymphocyte depleted HD

TRATAMENTO:

Atualmente, reconhece-se que o tratamento adequado da DH pode conduzir a uma remissão a longo prazo e mesmo à cura. A radioterapia e a quimioterapia combinada têm-se mostrado claramente eficazes no tratamento da DH. Os factores determinantes do prognóstico mais importantes são o tipo histológico e o estádio clínico da doença[15] .

F) DIVERSOS:

1) XANTHOMA:

O xantoma do osso é um tumor ósseo primário benigno extremamente raro, histologicamente caracterizado por células mononucleares semelhantes a macrófagos, células espumosas abundantes e células gigantes multinucleadas. Os xantomas intra-ósseos são lesões líticas, expansivas, compostas por histiócitos carregados de lípidos, frequentemente observadas em doentes com condições hiperlipidémicas.[72]

O xantoma do osso é uma doença óssea rara caracterizada por uma lesão lítica, frequentemente com expansão ou rutura da cortical. Devido ao seu aspeto radiográfico agressivo, é necessário excluir outros tumores ósseos primários e lesões metastáticas. No que diz respeito à sua distribuição anatómica, o xantoma tem sido descrito em várias localizações intra-ósseas: fémur, crânio, mão, costelas, calcâneo, pélvis, mandíbula, sacro, cúbito, rádio, úmero e coluna vertebral. Estes tumores são descritos radiograficamente como lesões líticas bem definidas, com um bordo expansivo que pode frequentemente estender-se aos tecidos moles circundantes. [72]

As lesões de xantoma consistem em placas de células espumosas e, ocasionalmente, células mononucleares não espumosas semelhantes a macrófagos. As lesões apresentam numerosas células gigantes multinucleadas; ocasionalmente, células gigantes do tipo Touton. As células fusiformes não são uma caraterística proeminente destas lesões. [72]

As células gigantes de Touton são observadas em lesões com elevado teor de lípidos, como o xantoma, o xantogranuloma e a necrose gorda. Foram descritas pela primeira vez por **Karl Touton** em 1890. Caracterizam-se por um anel de núcleos em torno de uma zona eosinofílica central e rodeados por uma zona de palidez que se estende até à periferia da célula. O aspeto caraterístico da "célula gigante xantelasmática" de Touton é determinado apenas pela presença de lípidos demonstráveis no citoplasma. Estas são formadas pela fusão de células espumosas derivadas de macrófagos. Propõe-se que as células de Touton se desenvolvam quando o estímulo à fusão celular é acompanhado também por um fator que estimula a ingestão de lípidos. [3]

O tratamento ideal, depois de uma biopsia ter confirmado a presença de xantoma, consiste na curetagem e no enxerto ósseo, uma vez que a pélvis e a tíbia são propensas a fracturas patológicas. A necessidade de efetuar uma fixação interna e de proteger a extremidade da carga total depende da localização da lesão. A curetagem intralesional remove toda a doença grosseira e é normalmente suficiente para o controlo local. Em locais como a coluna vertebral ou a base do crânio, a curetagem completa pode ser impraticável, e têm sido utilizados tratamentos adjuvantes, incluindo irradiação.[72]

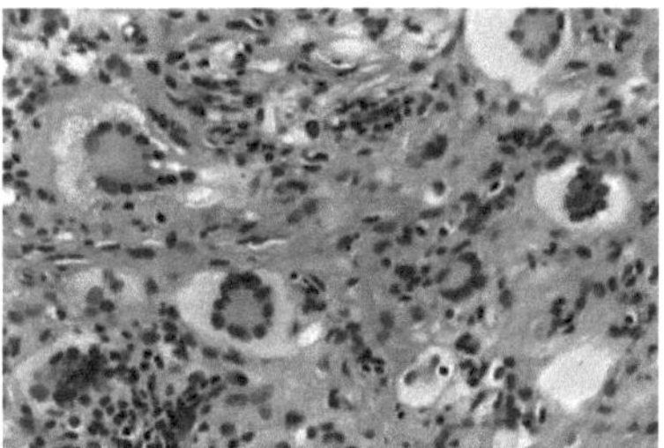

2) ARTERITE DE CÉLULAS GIGANTES (ACG):

No final do século XIX, ***Jonathan Hutchinson*** relatou o caso de um homem que tinha dificuldade em usar um chapéu devido às suas artérias temporais sensíveis. Desde então, o espetro clínico da "arterite de células gigantes" tem vindo a aumentar. A arterite de células gigantes (ACG) é uma vasculite de vasos de grande e médio calibre. Pode ser generalizada, mas a inflamação dos vasos envolve mais frequentemente os vasos do couro cabeludo e da cabeça, especialmente as artérias das têmporas. Por isso, a doença é também designada por "arterite temporal" ou "arterite craniana". [73]

A etiologia da arterite de células gigantes é desconhecida, mas a patogénese envolve um processo inflamatório crónico, predominantemente das grandes artérias, resultando na elaboração de várias citocinas. Na arterite de células gigantes, as artérias temporais inflamadas contêm os produtos dos linfócitos T interferongamma (IFN-gamma) e interleucina (IL-2). A arterite de células gigantes também contém os produtos dos macrófagos IL-1 beta, IL-6 e fator de crescimento transformador beta (TGF-beta). [73]

CARACTERÍSTICAS CLÍNICAS:

As arterites temporais ocorrem mais frequentemente em pessoas idosas, geralmente entre os 55 e os 80 anos de idade. Afecta mais frequentemente as mulheres do que os homens. A ACG está geralmente associada à "Polimialgia reumática". A "polimialgia reumática" é uma doença reumática associada a dores musculoesqueléticas moderadas a graves e a rigidez na zona do pescoço, dos ombros e das ancas. A rigidez é mais visível de manhã ou após um período de inatividade e dura normalmente mais de 30 minutos. Esta doença pode desenvolver-se rapidamente e, nalguns casos, gradualmente[74].

Os doentes têm uma dor de cabeça latejante, acompanhada de sintomas generalizados, incluindo febre, malária e perda de apetite. Os doentes com polimialgia reumática apresentam dores articulares e musculares. A artéria temporal superficial é extremamente sensível à palpação e acaba por aparecer eritematosa, inchada, tortuosa ou, raramente, bilateral. Uma vez que as artérias mandibular e lingual podem estar envolvidas, uma dor latejante na mandíbula ou na língua pode ser um sinal precoce ou mesmo um sinal de apresentação.

A caraterística laboratorial da polimialgia reumática e da arterite de células gigantes é uma elevação da VHS e da proteína C-reactiva (PCR). A VSG é normalmente superior a 50 mm/h e pode exceder 100 mm/h. A anemia normocítica normocrómica e a trombocitose ocorrem em aproximadamente 50% dos doentes com polimialgia reumática e são bons indicadores do estado da inflamação. Estes achados também são comuns na arterite de células gigantes.

CARACTERÍSTICAS HISTOLÓGICAS:

A ACG é caracterizada por inflamação crónica da túnica íntima e da túnica média da artéria envolvida, com estreitamento do lúmen devido a edema e proliferação da túnica íntima. A necrose do músculo liso e da lâmina elástica é frequente. Um número variável de células gigantes multinucleadas do tipo corpo estranho está misturado com macrófagos, células plasmáticas e linfócitos. A trombose ou a oclusão completa do lúmen não é invulgar.[74]

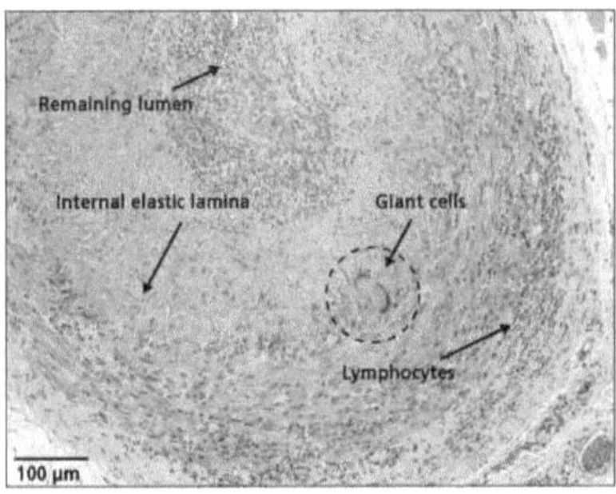

TRATAMENTO:

O tratamento da ACG consiste em doses elevadas de um medicamento corticosteroide, como a prednisona. Após o primeiro mês, a dose é reduzida gradualmente até se atingir a dose mais baixa de corticosteróides necessária para controlar a inflamação, medida pelos testes de ESR e de proteína C-reactiva.

III] LESÕES QUE PODEM ESTAR ASSOCIADAS A CÉLULAS GIGANTES

1) DOENÇAS MALIGNAS:

A) MIELOMA MÚLTIPLO:

O mieloma múltiplo (mieloma de células plasmáticas, mieloma plasmocítico, mielomatose, doença de Kahler) é uma doença neoplásica caracterizada pela proliferação de um único clone de células plasmáticas derivadas das células B. Este clone de plasmócitos prolifera na medula óssea e invade frequentemente o osso adjacente, produzindo destruição do esqueleto que resulta em dores ósseas e fracturas. Ocasionalmente, os plasmócitos infiltram-se em vários órgãos e produzem outros sintomas.[75]

É provável que o mieloma múltiplo esteja presente há séculos, mas a primeira doente bem documentada, Sarah Newbury, foi registada por **Samuel Solley** em 1844. O termo mieloma múltiplo foi introduzido por **J. von Rustizky** em 1873. O mieloma múltiplo representa cerca de 1% de todos os tipos de neoplasias malignas e um pouco mais de 10% das neoplasias hematológicas. [75] O mieloma múltiplo pode resultar de uma mutação das células B terminalmente diferenciadas, de aberrações dos cromossomas 1 e 14 e de mutações do oncogene ras e do gene p53.[15]

O mieloma múltiplo é uma doença que afecta as pessoas idosas com idades compreendidas entre os 60 e os 65 anos. É uma doença difusa da medula óssea, com envolvimento ósseo em 90% dos doentes. Os locais predominantes são no esqueleto axial e incluem a coluna vertebral, as costelas, o crânio, a pélvis e o fémur. A dor óssea, especialmente devido a fracturas por compressão das vértebras ou das costelas, é o sintoma mais comum. **Os plasmocitomas extramedulares** são tumores isolados de células plasmáticas dos tecidos moles que ocorrem nas amígdalas, na nasofaringe ou nos seios paranasais.

A macroglobulinemia é uma proliferação de linfócitos plasmocitóides que segregam uma proteína IgM com linfadenopatia e hepatomegalia. [15]

O envolvimento dos maxilares é frequente, sendo a mandíbula mais frequentemente afetada do que a maxila em cerca de 95%. Os sinais e sintomas incluem dor, inchaço, expansão do maxilar, dormência e mobilidade dos dentes. As lesões extra-ósseas assemelham-se a alargamentos gengivais. O exame radiográfico revela numerosas radiolucências acentuadamente **perfuradas** numa variedade de ossos. [15]

Os resultados laboratoriais mostram hiperglobulinemia (gamopatia monoclonal), aumentando o nível de proteína sérica total para 8-16 gm%. As proteínas **de Bence Jones** foram encontradas em 60-85% dos doentes com mieloma múltiplo, tendo sido descritas pela primeira vez por Bence Jones na urina de um doente com mieloma múltiplo. Em homenagem a Korngold e Lipari, as duas principais classes de proteínas de Bence Jones foram designadas kappa (κ) e lambda (k). Esta proteína invulgar coagula quando a urina é aquecida a

40-60°C, desaparece quando fervida e reaparece quando arrefecida. [75]

CARACTERÍSTICAS HISTOLÓGICAS:

A lesão é composta por camadas de células muito compactadas que se assemelham a plasmócitos, que são células redondas ou ovóides com núcleos excentricamente colocados exibindo aglomeração de cromatina num padrão de "roda de carroça" ou "tabuleiro de xadrez".

Ocasionalmente são observados dois núcleos dentro de uma única membrana celular. Estão presentes o halo perinuclear e os corpos de Russell.[15]

O tratamento é feito através de terapia profiláctica com bifosfonatos para reduzir a atividade osteoclástica e a mineralização óssea e quimioterapia para reduzir o número de células plasmáticas malignas.

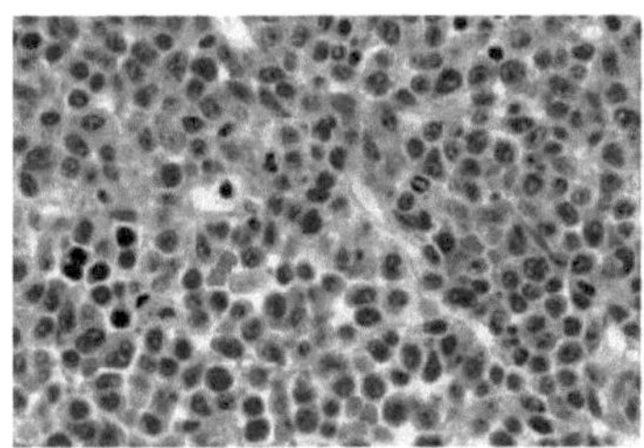

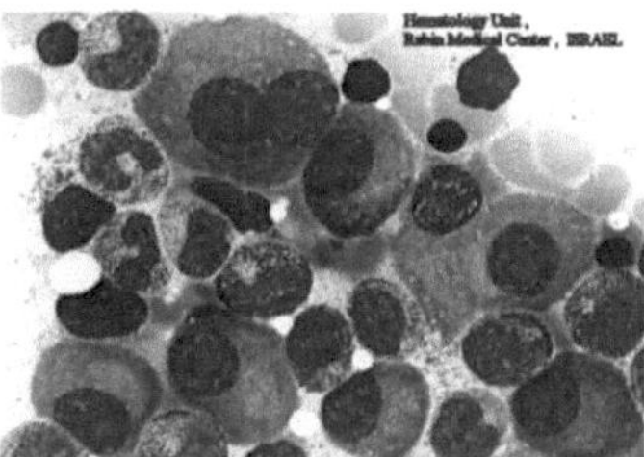

B) SARCOMA DE EWING:

O sarcoma de Ewing é um tumor maligno dos ossos que afecta principalmente crianças e jovens adultos. A verdadeira origem desta pequena lesão de células redondas continua a ser controversa. Foi originalmente descrito por **James Ewing** em 1921 como tendo origem em células mesenquimatosas ósseas indiferenciadas; no entanto, estudos recentes sugerem que o tumor de Ewing pode ter origem neuroectodérmica a partir de vários graus de diferenciação dos tecidos neurais primitivos.[76]

A ES representa 4 a 10% de todos os tipos de cancro ósseo, sendo os ossos longos e a pélvis as localizações mais comuns. A dor intermitente e o inchaço dos ossos afectados são os sinais mais precoces. A nevralgia facial e a parestesia labial são observadas nos casos de envolvimento dos maxilares. Uma caraterística radiográfica comum é a formação de camadas de novo osso subperiosteal, produzindo a chamada aparência de "**pele de cebola**". [15]

CARACTERÍSTICAS HISTOLÓGICAS:

O sarcoma de Ewing clássico, tal como foi descrito pela primeira vez por James Ewing em 1921, é composto por uma população monótona de pequenas células redondas com rácios nucleares/citoplasmáticos elevados, dispostas em placas. As células têm um citoplasma escasso, ligeiramente eosinofílico a anfófilo, bordos citoplasmáticos indistintos e núcleos redondos com cromatina finamente granular uniformemente distribuída e nucléolos inconspícuos. A atividade mitótica é geralmente baixa. O glicogénio citoplasmático, que aparece como grânulos digeríveis por diástase positivos ao ácido periódico de Schiff, está normalmente presente[77].

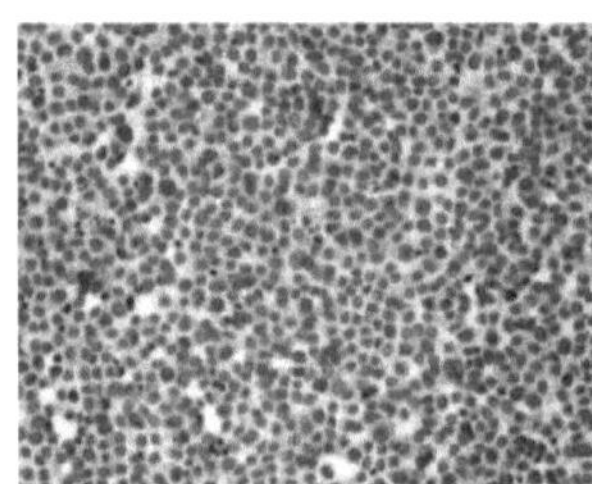

O sarcoma de Ewing é geralmente sensível à quimioterapia e à radioterapia. Os tratamentos modernos baseiam-se numa modalidade combinada de tratamento: terapia local (cirurgia e/ou radioterapia para o tumor principal) seguida de quimioterapia (para controlo das micrometástases).[76]

C) FIBROSARCOMA:

O fibrossarcoma é um tumor de origem celular mesenquimal que é composto por fibroblastos malignos num fundo colagénico. Existem dois tipos principais de fibrossarcoma do osso. O fibrossarcoma primário é uma neoplasia maligna fibroblástica que produz quantidades variáveis de colagénio. Pode ser central, surgindo no interior do canal medular, ou periférico, surgindo do periósteo. O fibrossarcoma secundário do osso surge de uma lesão pré-existente ou após radioterapia numa área de osso ou tecido mole.[15]

O fibrossarcoma representa apenas 10% dos sarcomas músculo-esqueléticos e menos de 5% de todos os tumores primários do osso. É mais frequente nos homens do que nas mulheres. O fibrossarcoma do osso surge na quarta década de vida e afecta normalmente as extremidades inferiores, como o fémur e a tíbia. O fibrossarcoma dos tecidos moles ocorre numa faixa etária entre os 35 e os 55 anos e afecta os tecidos moles da coxa e da parte posterior do joelho.[15]

Os sarcomas que envolvem o osso apresentam-se frequentemente com dor e inchaço após uma longa duração dos sintomas. Os sarcomas dos tecidos moles apresentam-se mais frequentemente como massas indolores. Foram registados vários casos no nariz e nos seios paranasais, que resultam em sintomas obstrutivos.[17]

CARACTERÍSTICAS HISTOLÓGICAS:

As formas bem diferenciadas apresentam múltiplos fibroblastos volumosos com citoplasma eosinofílico pálido e núcleos fusiformes profundamente corados com extremidades cónicas. As células malignas estão dispersas num fundo rico em colagénio. São observadas poucas figuras mitóticas.

Os tumores de grau intermédio são celulares e têm um padrão típico de osso de arenque, mostrando as folhas paralelas de diagnóstico dispostas em espirais entrelaçadas. Pode estar presente um ligeiro grau de pleomorfismo celular e quantidades moderadas de colagénio.

As lesões de alto grau são muito celulares com atipia celular marcada e atividade mitótica. A matriz é escassa. Raramente são observadas células gigantes multinucleadas.

Os tumores requerem uma cirurgia radical, incluindo a remoção de músculo e osso potencialmente invadidos. No caso dos fibrossarcomas dos tecidos moles, a radioterapia é utilizada em conjunto com a cirurgia, com ou sem quimioterapia adicional.

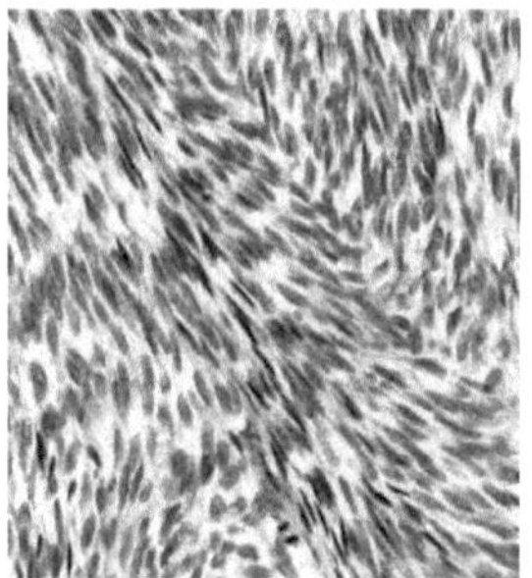

D) CONDROSSARCOMA:

Os condrossarcomas constituem um grupo heterogéneo de neoplasias que têm em comum a produção de matriz de cartilagem pelas células tumorais. O condrossarcoma é a terceira neoplasia maligna primária mais comum do osso, depois do mieloma e do osteossarcoma, e representa 10% dos tumores ósseos primários. A maioria destes tumores tem um crescimento lento e raramente metastatiza, tendo um excelente prognóstico após uma cirurgia adequada.[78]

O condrossarcoma ocorre entre os 30 e os 60 anos de idade, com um rácio de 2:1 entre homens e mulheres. O condrossarcoma mesenquimatoso é um tipo distinto que ocorre entre os 10 e os 30 anos de idade, afectando habitualmente os maxilares e as costelas. O condrossarcoma de células claras tem um padrão de crescimento lento com baixo potencial metastático e elevada probabilidade de cura. O condrossarcoma desdiferenciado é a forma mais maligna, com uma sobrevivência de cinco anos de 10%.[15]

As lesões orais aparecem como uma lesão expansiva que é frequentemente indolor. O tumor pode ocorrer na mandíbula ou na maxila com o envolvimento primário do rebordo alveolar ou, por vezes, na maxila perto do antro. Por vezes, ocorre reabsorção e esfoliação dos dentes.

CARACTERÍSTICAS HISTOLÓGICAS:

O condrossarcoma apresenta muitas células com núcleos volumosos, mais do que uma célula ocasional com dois desses núcleos e, especialmente, células de cartilagem gigantes com núcleos grandes, únicos ou múltiplos, ou com aglomerados de cromatina. O condrossarcoma mesenquimal consiste em placas de células pequenas, redondas ou ovóides, indiferenciadas, intercaladas por pequenas ilhas de cartilagem bem diferenciada que frequentemente apresentam calcificação e formação de osso metaplásico. O condrossarcoma de células claras consiste em células gigantes benignas simples ou agrupadas e células tumorais com citoplasma claro. O condrossarcoma desdiferenciado consiste numa mistura de condrossarcoma de baixo grau e sarcoma de células fusiformes de alto grau, em que as células fusiformes já não são identificáveis como tendo uma origem cartilaginosa.[15]

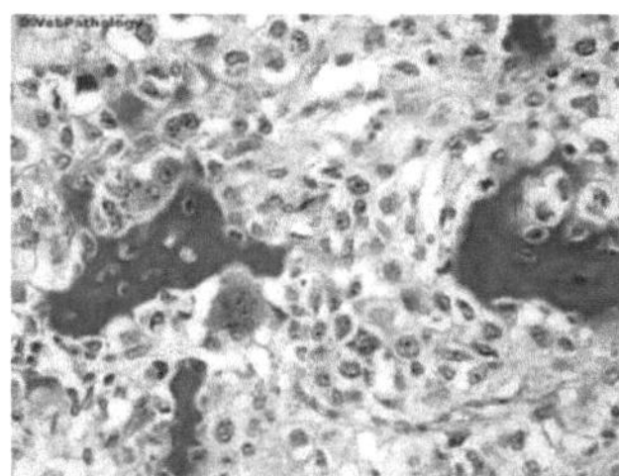

CLASSIFICAÇÃO:

Os condrossarcomas de grau 1 são relativamente hipercelulares e têm uma atipia citológica moderada.

Os condrossarcomas de grau 2 são mais celulares do que os de grau 1 e apresentam uma atipia celular mais pronunciada.

Os condrossarcomas de grau 3 são extremamente celulares, com núcleos grandes e bizarros e pequenos focos de espinhos na periferia do lóbulo.

O tratamento de eleição é a excisão alargada da região envolvida.

2) LESÕES FIBRO-ÓSSEAS:

A) OSTEOBLASTOMA BENIGNO:

O osteoblastoma foi descrito pela primeira vez na literatura inglesa por Jaffe e Mayer em 1932. Em 1956, Jaffe e Lichtenstein propuseram independentemente o termo "osteoblastoma benigno" para identificar uma lesão osteoblástica formadora de osteoide semelhante ao osteoma osteoide, mas com maior potencial de crescimento.[79] Mc Loed e colaboradores afirmaram que a lesão equívoca deve ser considerada como um osteoblastoma quando a lesão tem mais de 1,5 cm na sua maior dimensão.

CARACTERÍSTICAS CLÍNICAS:

Osteblastomas da mandíbula são raros e representam menos de 1% de todos os tumores ósseos. Os ossos mais frequentemente afectados são a coluna vertebral, o sacro, a calvária, os ossos longos e os ossos pequenos da mão e dos pés. No caso dos que se desenvolvem nos maxilares, há uma ligeira predileção pela mandíbula, com a maioria dos exemplos a surgir nas regiões posteriores. Os homens superam as mulheres numa proporção de 2:1, e a maioria tem menos de 30 anos de idade. A queixa principal é uma dor surda e dolorosa, que tradicionalmente se diz não responder à aspirina. O inchaço localizado pode ocorrer isoladamente ou em conjunto com a dor. As corticais ósseas podem estar expandidas e sensíveis à palpação. A mobilidade dos dentes adjacentes tem sido registada. A maioria dos osteoblastomas tem entre 2 e 4 cm, mas podem chegar a 10 cm.[17]

CARACTERÍSTICAS RADIOGRÁFICAS:

As caraterísticas radiográficas mostram uma lesão bem circunscrita. Em alguns casos, há destruição óssea pura, enquanto noutros casos há formação óssea suficiente para produzir uma aparência mista radiolúcida e radioopaca. Quando o tumor ultrapassa os 4 cm, sugere um carácter invasivo e deve ser considerado agressivo. A sua capacidade de destruição é grande e, em certos casos, pode ser indistinguível de um ostesarcoma. A ressonância magnética pode ser útil para delimitar a extensão do tumor.[80]

CARACTERÍSTICAS HISTOLÓGICAS:

A caraterística distintiva do osteoblastoma benigno consiste na vascularização da lesão com muitos capilares dilatados espalhados pelo tecido, um número moderado de células gigantes multinucleadas espalhadas pelo tecido, osteoblastos em proliferação ativa que pavimentam as trabéculas irregulares do novo osso. Ultra-estruturalmente, os osteoblastos do tumor assemelhavam-se a osteoblastos normais.

Um osteoblastoma maligno apresenta histologicamente um padrão mais bizarro de células: núcleos hipercromáticos mais abundantes e frequentemente volumosos, maior atipia nuclear e numerosas células gigantes.[15]

Foi registada a transformação maligna de um osteoblastoma previamente benigno num osteossarcoma. A excisão cirúrgica conservadora é o tratamento preferido para este tumor. A recorrência é rara.[15]

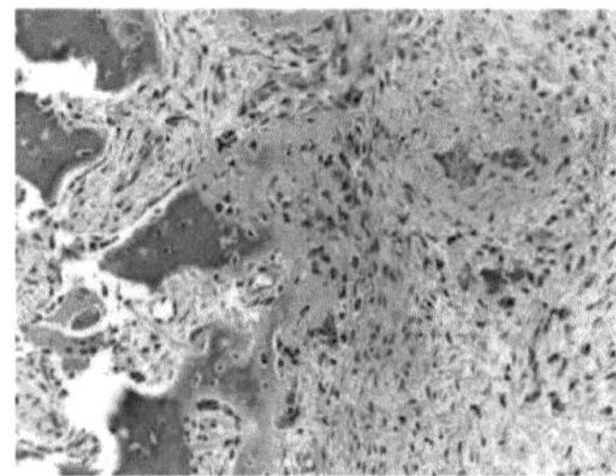

B) DISPLASIA FIBROSA:

A displasia fibrosa é uma lesão esquelética benigna comum que pode envolver um osso (monostótica) ou vários ossos (poliostótica) e ocorre em todo o esqueleto, com predileção pelos ossos longos, costelas e ossos craniofaciais.[81]

A displasia fibrosa não é uma entidade nova. Atribui-se a Von Recklinghausen, um aluno de Virchow, a primeira descrição patológica exacta da doença, em 1891. Em 1934, Freund chamou-lhe "osteitis fibrosa localizata/disseminata". Jacobson, em 1937, na sua extensa revisão das doenças dos ossos maxilares, descreveu-a como "distrofia fibrosa". Os termos displasia fibrosa e displasia fibrosa poliostótica foram sugeridos pela primeira vez por **Lichtenstein** em 1938. McCune e Bruch e Albright et al. reconheceram em publicações separadas, em 1937, a entidade "osteodistrofia fibrosa disseminada", caracterizada por endocrinopatias, hiperpigmentação cutânea e puberdade precoce no sexo feminino. Esta forma grave de displasia fibrosa tornou-se posteriormente conhecida como a tríade Albright ou síndroma McCune-Albright. [82]

Postula-se que a displasia fibrosa ocorre como resultado de uma falha no desenvolvimento da remodelação do osso primitivo para osso lamelar maduro e de uma falha do osso em se realinhar em resposta ao stress mecânico. O fracasso da maturação deixa uma massa de trabéculas imaturas isoladas enredadas em tecidos fibrosos displásicos que estão constantemente a mudar, mas nunca (ou muito, muito lentamente) completam o processo de remodelação. A etiologia da displasia fibrosa tem sido associada a uma mutação no gene GNAS1, que codifica a subunidade alfa do recetor estimulador acoplado à proteína G, Gsa, e está localizado no cromossoma 20q13.2-13.3. Isto permite a ativação da adenilato ciclase, a produção excessiva de monofosfato de adenosina cíclico (AMPc) e o aumento da proliferação celular e da diferenciação celular inadequada. Esta mutação missense resulta numa matriz óssea fibrótica desorganizada.[82]

CLASSIFICAÇÃO:

Clínico:

1. Forma monostótica
2. Forma poliostótica
   A) Tipo Jaffe
   B) Síndrome de Albright
3. Forma craniofacial

Radiológico:

De acordo com Fries, existem três formas radiológicas distintas de FD[ ][83]

1. Tipo pagetoide
2. Tipo esclerótico
3. Tipo quisto

Histopatológico: (Riminucci et al)[ ][84]

Três padrões:

1. Tipo de escrita chinesa (associada ao esqueleto axial e apendicular)
2. Tipo esclerótico/pagetóide (associado aos ossos do crânio)
3. Tipo esclerótico/hipercelular (associado à maxila e à mandíbula)

CARACTERÍSTICAS CLÍNICAS:

Displasia fibrosa monostótica:

Aproximadamente 70-80% das displasias fibrosas são monostóticas. Destas, 10-25% ocorrem em ossos craniofaciais. A maxila é mais frequentemente afetada do que a mandíbula. É mais comum em crianças e adultos jovens. O primeiro

O sinal clínico da doença é um inchaço indolor ou abaulamento da mandíbula. Outras caraterísticas são o desalinhamento, a inclinação ou a deslocação dos dentes devido à natureza expansiva progressiva da lesão, podendo, por fim, desenvolver-se sensibilidade. A mucosa está quase invariavelmente intacta sobre a lesão.[15]

Displasia fibrosa poliostótica:

Foi descrita pela primeira vez por Fuller Albright no ano de 1937. Cerca de 20-30% de todas as displasias fibrosas são poliostóticas. Envolve mais frequentemente os ossos do crânio e da face, a pélvis, a coluna vertebral e a cintura escapular. A displasia é unilateral ou bilateral e pode afetar vários ossos de um único membro ou de ambos os membros, com ou sem envolvimento do esqueleto axial. O sintoma inicial é a dor no membro afetado. 85% dos casos apresentam fracturas patológicas e a deficiência no comprimento da perna é encontrada em 70% dos casos. A integridade estrutural do osso fica enfraquecida e os ossos que suportam o peso ficam curvados. O resultado é uma curvatura do colo do fémur e da diáfise proximal, causando uma deformidade **em "torcicolo"**.

São descritos dois tipos:

- **Tipo de Jaffe:** afecta um número variável de ossos, embora a maior parte do esqueleto seja normal, acompanhado de lesões pigmentadas da pele ou "**manchas café-com-leite".**
- **Síndrome de Albright:** forma mais grave que envolve quase todos os ossos do esqueleto e é acompanhada de lesões pigmentadas da pele e, além disso, de perturbações endócrinas de vários tipos.

A associação de displasia fibrosa e mixoma intramuscular é uma doença rara conhecida como **síndrome de Mazabraub**.[84]

Forma craniofacial:

A forma craniofacial ocorre em 10-25% dos doentes com a forma monostótica e em 50% com a forma poliostótica. Também ocorre numa forma craniofacial isolada (não estão presentes lesões extracranianas). Os locais habitualmente envolvidos são os ossos frontal, esfenoidal, maxilar e etmoidal. Devido ao envolvimento dos ossos orbitais e periorbitais, podem ocorrer hipertelorismo, assimetria craniana, deformidade facial, deficiência visual, exoftalmia e cegueira.

CARACTERÍSTICAS RADIOGRÁFICAS:

1) **Tipo pagetóide:** É caraterístico deste tipo de lesão o facto de o crânio se expandir para fora, afinando, inflando, encurvando e deslocando a mesa horizontal externa do osso frontal. O osso esfenoide também é afetado da mesma forma. A mesa interna é substancialmente alargada e mais densa e existem numerosos pontos em que se solta do osso que a rodeia.

2) **O tipo esclerótico:** Este tipo consiste num espessamento maciço de toda a base do crânio, incluindo a região orbital. É mal delimitado, tem um elevado teor de cálcio e pode ter até 2 cm de largura.

3) **O tipo de quisto:** São lesões ovais ou em forma de roseta, com 2-5 cm de diâmetro, rodeadas por uma fina margem esclerótica.

CARACTERÍSTICAS HISTOLÓGICAS:

A forma monostótica é essencialmente fibrosa, constituída por fibroblastos em proliferação num estroma compacto de fibras de colagénio entrelaçadas. As trabéculas ósseas irregulares estão dispersas por toda a lesão, sem um padrão definido de disposição. Caracteristicamente, algumas destas trabéculas têm forma de C ou de carácter chinês. Estas trabéculas são geralmente de tecido ósseo grosseiro, mas podem ser lamelares, embora não tão bem organizadas como o osso lamelar normal.[15]

A forma poliostótica mostra áreas de metaplasia fibrosa no interior de osso plano e tubular. A anomalia básica é uma lesão fibrosa em expansão progressiva do mesênquima formador de osso. A lesão óssea é bem definida, embora invariavelmente não encapsulada. A lesão é rica em fibroblastos fusiformes, com um aspeto em redemoinho no espaço medular e "línguas" de osso tecido dispostas de forma irregular. Podem também estar intercaladas ilhas de tecido cartilaginoso no interior das lesões. Algumas partes do osso afetado podem apresentar lesões císticas revestidas por células gigantes multinucleadas com escassez de osteoblastos.[15]

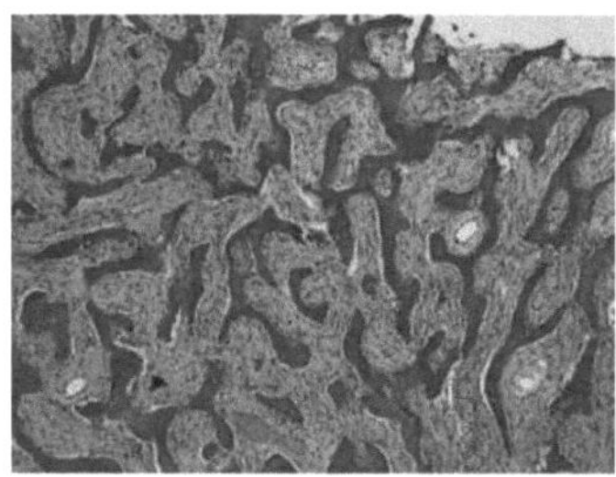

TRATAMENTO:

Sendo uma displasia benigna, a DF geralmente não requer ablação cirúrgica. As deformidades podem ser tratadas através de um contorno ósseo cosmético, sem fazer esforços para remover toda a desutilização doente. A radioterapia tem sido bem sucedida, mas está contra-indicada devido à elevada prevalência de transformação maligna na DF. Devido à possibilidade de transformação sarcomatosa das áreas displásicas, é aconselhável que a displasia fibrosa seja submetida a um exame de rotina por tempo indeterminado.[15]

C) FIBROMA OSSIFICANTE DO CEMENTO:

As lesões fibro-ósseas (FOL) são um grupo de condições caracterizadas pela substituição do osso normal por tecido fibroso, que contém um produto mineralizado recém-formado. Incluem a displasia fibrosa (FD), a displasia cemento-ossificante (COD), a COF e os seus subtipos. Várias classificações foram propostas para classificar essas lesões. **Branon** e **Fowler** foram os primeiros a utilizar o termo "fibroma ossificante" (FO) em vez de FCO e a recente edição da OMS (2005) da classificação das neoplasias odontogénicas substituiu o termo FCO por FO.[ ][85]

A origem do COF não é claramente compreendida. Poucos autores consideraram que essas lesões surgiram a partir da membrana periodontal, que contém células multipotenciais que, sob certas condições patológicas, são capazes de produzir tumores compostos de cemento, osso lamelar ou tecido fibroso. Com base na sua patogénese, Waldron (1985) subclassificou os COF como tendo origem medular ou ligamentar periodontal. Uma forma mais agressiva de COF, que ocorre em indivíduos mais jovens, foi designada como COF juvenil.[85]

O pico de incidência da FCO é na terceira e quarta décadas e é mais prevalente nos grupos raciais brancos do que nos negros. A predileção pelo sexo feminino tem sido relatada como sendo de 5:1. O FCO é considerado uma neoplasia osteogénica que se manifesta como massas intra-ósseas uniloculares ou multiloculares de crescimento lento, assintomáticas e bem definidas. A lesão é comummente observada na região pré-molar-molar da mandíbula. Raramente, pode envolver os maxilares bilateralmente ou em múltiplos quadrantes. Embora o tumor seja de crescimento lento, pode crescer de forma bastante extensa e até provocar fratura mandibular.[86]

Radiograficamente, o tumor é uma lesão unilocular bem definida. Dependendo da quantidade de material mineralizado produzido no tumor, este pode parecer radiolúcido ou apresentar um grau variável de radiopacidade. Pode observar-se reabsorção radicular ou divergência radicular do dente associado.[59]

CARACTERÍSTICAS HISTOLÓGICAS:

Microscopicamente, os fibromas cemento-ossificantes têm cápsulas bem definidas. São constituídos por fibroblastos estrelados ou fusiformes, com um grau de celularidade muito variável. Também se observam células gigantes no estroma, principalmente em estroma altamente celular. O tipo de calcificação dentro do tumor varia muito, como descrito por Sciubba & Younai em 1998. As trabéculas de osso trançado com rebordo osteoblástico são muitas vezes proeminentes e formam frequentemente um padrão reticular interligado. Podem também ser observadas trabéculas mais espessas de osso lamelar, bem como calcificações distróficas. Apresenta também calcificações acelulares ovóides ou esféricas que se assemelham a cemitérios. Estes nódulos são minúsculos no início, mas crescem gradualmente, fundem-se e acabam por formar uma massa densa.

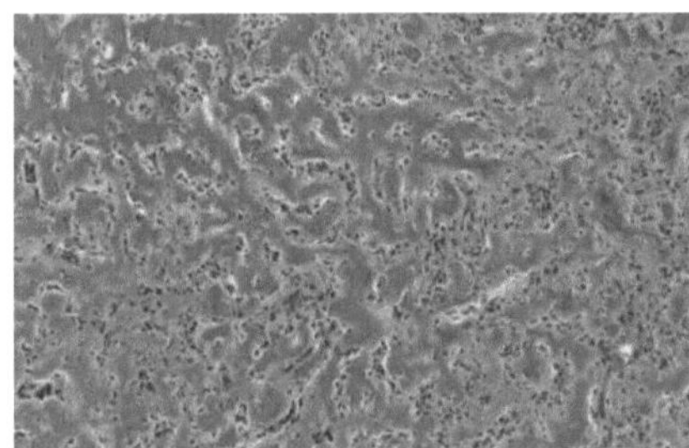

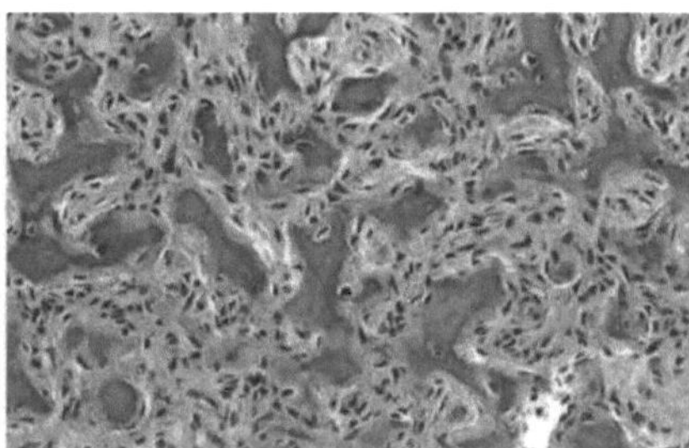

TRATAMENTO:

Devido à boa delimitação do tumor, a remoção cirúrgica e curetagem é o tratamento de eleição.No caso de lesões muito grandes com ablação tecidular importante, o desafio é substituir o tecido afetado.O prognóstico é geralmente bom, uma vez que as recidivas não são frequentes.[87]

3) QUISTOS INFLAMATÓRIOS:

QUISTO RADICULAR:

Os quistos radiculares são quistos maxilares inflamatórios nos ápices dos dentes com polpas infectadas e necróticas. As lesões periapicais crónicas contêm células epiteliais que se acredita serem derivadas dos restos celulares de Malassez, que proliferam em algumas lesões e que se presume servirem como fonte do epitélio que reveste o lúmen em certas lesões que evoluem para quistos radiculares.[88]

Os quistos radiculares compreendem cerca de 52% a 68% de todos os quistos que afectam o maxilar humano. A sua incidência é mais elevada na terceira e quarta décadas de vida, com predominância do sexo masculino. Anatomicamente, os quistos periapicais ocorrem em todos os locais dentários da mandíbula, mas são mais frequentes na região maxilar do que na mandibular.[89]

O quisto verdadeiro periapical pode ser definido como uma lesão inflamatória crónica no periápice que contém uma cavidade patológica fechada revestida por epitélio. O processo de formação do quisto verdadeiro tem sido discutido em três fases. Durante a primeira fase, os restos celulares dormentes de Malassez começam a proliferar, provavelmente sob a influência de factores de crescimento, mediadores celulares e metabolitos que são libertados por várias células que residem na lesão periapical.[90]

Durante a segunda fase, surge uma cavidade revestida por epitélio. Existem duas teorias principais relativamente à formação da cavidade do quisto: (i) a "teoria da deficiência nutricional" baseia-se no pressuposto de que as células centrais dos cordões epiteliais são removidas da sua fonte de nutrição e sofrem necrose e liquefação. Os produtos acumulados atraem, por sua vez, granulócitos neutrófilos para a zona necrótica. Estas microcavidades contendo células epiteliais em degeneração, células móveis infiltradas e fluido tecidular coalescem para formar a cavidade do quisto revestida por epitélio estratificado, ii) a "teoria dos abcessos" postula que o epitélio em proliferação reveste uma cavidade de abcesso formada por necrose e lise dos tecidos devido à natureza inerente das células epiteliais de cobrir as superfícies expostas do tecido conjuntivo.[88]

Durante a terceira fase, o quisto cresce, cujo mecanismo exato é ainda desconhecido. Acredita-se geralmente que seja por osmose. A presença de tecido necrótico no lúmen do quisto atrai granulócitos neutrofílicos, que extravasam e transmigram através do revestimento epitelial para a cavidade do quisto, onde perecem. Os produtos líticos das células moribundas no lúmen do quisto libertam um maior número de moléculas. Em consequência, a pressão osmótica do líquido do quisto aumenta para um nível superior ao do líquido tecidular. Este último difunde-se na cavidade do quisto de forma a aumentar a pressão hidrostática intraluminal muito acima da pressão capilar. O aumento da pressão intracística pode levar à reabsorção óssea e à expansão do quisto.[88]

CARACTERÍSTICAS CLÍNICAS:

Muitos quistos radiculares não apresentam sintomas e são descobertos quando são efectuadas radiografias periapicais com polpas não vitais. Inicialmente, o alargamento é duro e ósseo, mas à medida que o quisto aumenta de tamanho, o osso que o cobre torna-se muito fino, apesar da deposição de ossos subperiosteais, e a tumefação exibe então uma "elasticidade" ou "crepitação em casca de ovo". Os quistos de longa duração podem sofrer uma exacerbação aguda do processo inflamatório e evoluir rapidamente para um abcesso que pode evoluir para uma celulite ou formar uma fístula de drenagem.[91]

CARACTERÍSTICAS RADIOGRÁFICAS:

O padrão radiográfico é idêntico ao de um granuloma periapical. Os cistos podem se desenvolver mesmo em pequenas radiolucências periapicais, e o tamanho radiográfico não pode ser usado para o diagnóstico definitivo. Há uma perda da laminadura ao longo da raiz adjacente, e uma radiolucência arredondada circunda o ápice do dente afetado. A reabsorção radicular é comum com o alargamento. A radiolucência frequentemente se achata à medida que se aproxima dos dentes adjacentes.

O quisto periapical residual aparece como uma radiolucência redonda a oval de tamanho variável no rebordo aveolar no local de uma extração dentária anterior. À medida que o quisto envelhece, a degeneração do conteúdo celular no interior do ser humano conduz ocasionalmente a uma calcificação distrófica e a uma radiopacidade luminal central.

CARACTERÍSTICAS HISTOLÓGICAS:

Macroscopicamente, os quistos radiculares intactos apresentados para avaliação histopatológica podem ser esféricos ou ovóides, mas são frequentemente colapsados durante a remoção.

As superfícies luminais dos quistos radiculares enucleados podem ser lisas ou onduladas, enquanto os nódulos murais amarelos de colesterol podem projetar-se nas cavidades dos quistos. Quando os quistos estão intactos, as cavidades dos quistos podem estar cheias de líquido castanho ou cor de palha, enquanto o líquido do quisto pode ter um aspeto dourado cintilante quando a luz o atravessa.

Quase todos os quistos radiculares são revestidos parcial ou totalmente por epitélio escamoso estratificado não queratinizado, com uma espessura de 6 a 20 camadas de células, mas que pode atingir 50 camadas de células em algumas áreas. O epitélio dos quistos radiculares também pode apresentar alterações metaplásicas sob a forma de células mucosas ou ciliadas. Além disso, em até 10% dos casos, o epitélio pode conter corpos hialinos lineares, rectos, curvos ou em forma de grampo. Embora estas estruturas hialinas tenham sido descritas pela primeira vez por K.W. Dewey em 1918, são frequentemente designadas por corpos hialinos de Rushton. A origem destas estruturas hialinas permanece desconhecida, embora exista um consenso geral de que são de origem epitelial e representam um produto secretor do epitélio odontogénico.[90]

As paredes dos quistos radiculares contêm normalmente um infiltrado inflamatório crónico intenso, composto por linfócitos, plasmócitos, histiócitos e neutrófilos. À medida que estes quistos aumentam, as suas cápsulas tornam-se menos inflamadas e mais fibrosas.

As cápsulas fibrosas são compostas por fibras de colagénio intercaladas com fibroblastos fusiformes. As paredes do quisto podem também conter fendas de colesterol em forma de agulha, rodeadas por células gigantes multinucleadas. Estas fendas são frequentemente observadas a estender-se da parede do quisto para o epitélio e para a cavidade do quisto. As paredes dos quistos radiculares podem também conter pigmento de hemossiderina nas áreas inflamadas.[90]

Estão disponíveis várias opções de tratamento para um quisto radicular, tais como tratamento endodôntico cirúrgico, extração do dente agressor, enucleação com encerramento primário e marsupialização seguida de enucleação. O quisto não recidiva se a remoção cirúrgica for completa. Se o quisto estiver muito fragmentado, deixando para trás restos epiteliais, pode desenvolver-se um quisto residual. Se não for tratado, o quisto radicular expande-se nas expensas.

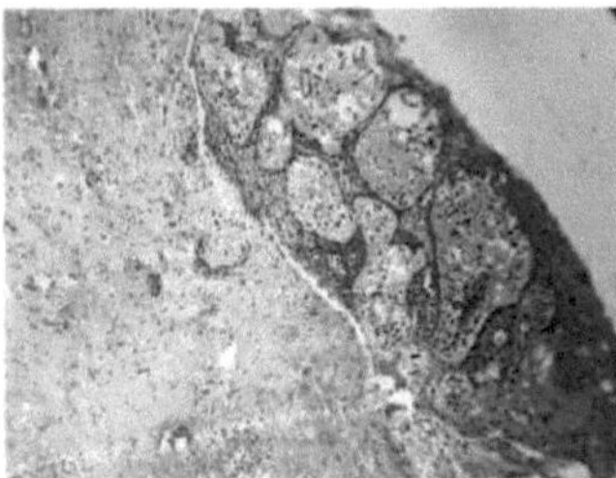

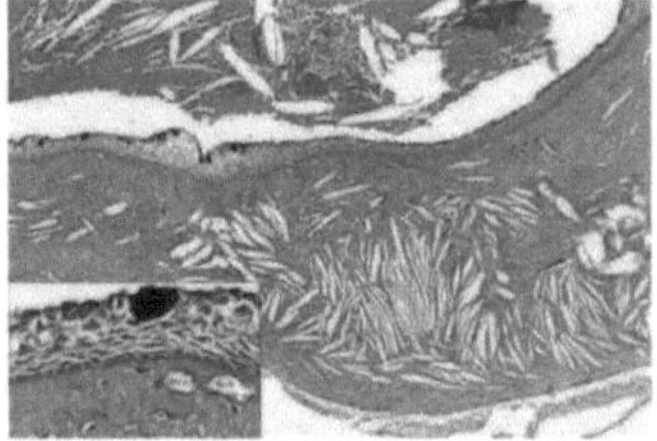

6. RESUMO

Os monócitos/macrófagos são leucócitos fagocíticos que desempenham uma multiplicidade de papéis funcionais no organismo e representam intervenientes fundamentais nos sistemas imunitários inato e adquirido. Estas células também têm a capacidade única de se fundirem em células multinucleadas, que é uma via de diferenciação terminal envolvida numa variedade de processos fisiológicos e patológicos. A fusão de macrófagos pode resultar na formação de osteoclastos ou numa variedade de células gigantes multinucleadas diferentes, cada uma com propriedades e distribuições tecidulares únicas. As células gigantes multinucleadas são uma das caraterísticas dos granulomas e são capazes de atacar material extracelular, como agentes patogénicos maiores e material estranho. Assim, o seu papel na eliminação de substâncias estranhas, tecidos danificados e agentes patogénicos é essencial para a sobrevivência do hospedeiro. Além disso, estas células são capazes de sequestrar material irremovível ou agentes patogénicos persistentes para impedir a propagação da infeção e isolar partículas estranhas.

Uma série de lesões que afectam os maxilares e a mucosa oral apresentam tipicamente células gigantes multinucleadas como um dos seus componentes histopatológicos. Os grupos de lesões, incluindo infecções, doenças granulomatosas, lesões no osso, lesões fibro-ósseas, etc., têm algumas semelhanças histológicas. No entanto, algumas lesões têm achados histopatológicos típicos; células gigantes como Langhans, Touton e Warthin-Finkeldey, etc., que são caraterísticas destas lesões. Assim, o diagnóstico exato das lesões que apresentam caraterísticas histológicas semelhantes depende da correlação clínico-patológica. Além disso, as células gigantes podem ser um dos factores distintivos úteis para diferenciar uma lesão da outra.

As lesões associadas a células gigantes da região orofacial variam clinicamente desde radiolucências sintomáticas de crescimento lento, descobertas em radiografias de rotina, até tumores agressivos de expansão rápida, caracterizados por dor, reabsorção radicular e uma elevada taxa de recorrência. O tratamento deve ser ditado por uma consideração cuidadosa dos factores individuais do doente, como a história clínica anterior, a idade, a localização e a extensão das lesões, o aspeto radiográfico, os testes laboratoriais e os resultados da biopsia.

Níveis elevados de cálcio sérico podem indicar que o doente tem um adenoma da paratiroide ativo, caso em que a remoção do adenoma erradicará as lesões dos ossos. Uma fosfatase alcalina sérica elevada ocorre em alguns casos de sarcoma osteogénico, que pode simular uma lesão de células gigantes.

Se os resultados laboratoriais estiverem dentro dos limites normais, a lesão de células gigantes é mais provavelmente uma lesão central de células gigantes. Com uma enucleação adequada, estas lesões geralmente curam, mas podem recidivar. Se a lesão recidivar e for cada vez mais destrutiva, então a lesão representa provavelmente um verdadeiro tumor de células gigantes do maxilar, semelhante aos dos ossos longos. Trata-se de lesões agressivas que requerem um tratamento agressivo. Assim, o tratamento das lesões de células gigantes varia desde uma simples curetagem até à ressecção em bloco com reconstrução imediata.

REFERÊNCIAS

1. Samuel G, Major. Tumores de células gigantes dos maxilares. Anais de cirurgia 1936;104(6):1068-79.

2. Varghese I, Prakash A. Lesões de células gigantes da cavidade oral. Jornal de Patologia Oral e Maxilofacial 2011;2(1):107-10.

3. Baig MF. Fisiopatologia das lesões de células gigantes dos maxilares - uma revisão. Journal of Maxillofacial & Oral Surgery 2007;6(1):1-8.

4. Abrams B, Shear M. Uma comparação histológica das células gigantes no granuloma central de células gigantes dos maxilares e no tumor de células gigantes dos ossos longos. J Oral Pathol 1974;3:217-23.

5. Williams GT, Williams WJ. Inflamação granulomatosa - uma revisão. J Clin Pathol 1983;36:723-33.

6. Mariano M, Spector WG. A formação e as propriedades dos policariões de macrófagos (células gigantes inflamatórias). The Journal of Pathology 1974;113(1):1-19.

7. Chambers TJ. Células gigantes multinucleadas. J Pathol 1978;126:125-48.

8. Quinn MT, Sheptekin IA. Papel da NADPH oxidase na formação e função das células gigantes multinucleadas. J Innate Immun 2009;1:509-526.

9. Lemaire I, Falzoni S, Leduc N, Zhang B, Pallegatti P, Adinolfi E, et al. Envolvimento do Recetor Purinérgico P2X7 na Formação de Células Gigantes Multinucleadas. The Journal of Immunology 2006;177:7257- 65.

10. Walter JB, Israel MS. Patologia Geral. 7th ed. Edimburgo; Churchill Livingstone: 1996.

11. Chattopadhyay A. Giant cells and giant cell lesions of the oral cavity (Células gigantes e lesões de células gigantes da cavidade oral).
JIDA 1995;66(11):326-27.

12. Kumar GS. Orbans's oral histology and embryology. 13th ed. Nova Deli; Elsevier: 2011.

13. Semulingam K, Sembulingam P. Essentials of medical physiology. 3rd ed.
Nova Deli; Jaypee: 2005.

14. Wang Y, Zhao S. Vascular Biology of the Placenta (Biologia Vascular da Placenta). San Rafael (CA): Morgan & Claypool Life Sciences; 2010.

15. Rajendran R. Benign and Malignant Tumors of the Oral Cavity (Tumores benignos e malignos da cavidade oral). Em Rajendran R, Sivapathasundharam B, eds. Shafer's Textbook of Oral Pathology 7th ed., Nova Deli: Elsevier. Nova Deli: Elsevier;2006: 81-222.

16. Sood S, Gulati A, Yadav R, Gupta S. Peripheral Giant Cell Granuloma- A Review. Jornal Indiano de Medicina Dentária Multidisciplinar 2012;2(2):435-

4 0.

17. Neville BW, Damm DD, Allen CM, Bouquot JE. Soft Tissue Tumors (Tumores de tecidos moles). Em Neville BW, Damm DD, Allen CM, Bouquot JE, eds. Oral and Maxillofacial Pathology 3rd ed. St. Louis: Saunders; 2009: 507-563.

18. Srivastava S, Samadi FM, Priya S, Singh A. Central giant cell granuloma of the jaw bones: Uma revisão. www.journalofdentofacialsciences.com 2012; 1(2): 11-15.

19. Sabarinath B, Sivaramakrishnan M, Sivapathasundharam B. Fibroma de células gigantes: Um estudo clinicopatológico. J Oral Maxillofac Pathol

2012;16:359-62.

20. Nikitakis NG, Emmanouil D, Maroulakos MP, Angelopoulou MV. Fibroma de células gigantes em crianças: relato de dois casos e revisão da literatura. J Oral Maxillofac Res. 2013 Jan-Mar; 4(1): e5.

21. Neville BW, Damm DD, Allen CM, Bouquot JE. Manifestações orais de doenças sistémicas. Em Neville BW, Damm DD, Allen CM, Bouquot JE, eds. Oral and Maxillofacial Pathology 3rd ed. St. Louis: Saunders; 2009: 816-851.

22. Regezi JA, Sciubba J, Jordan RCK. Doenças metabólicas e genéticas. Em Regezi JA, Sciubba J, Jordan RCK, eds. Oral pathology: Correlações clínico-patológicas. 6ª ed. St. Louis: Saunders; 2012: 347-371.

23. MacKenzie-Feder J, Sirrs S, Anderson D, Sharif J, Khan A. Primary

Hiperparatiroidismo: Uma visão geral. Int J Endocrinol. 2011; 2011:

251410.

24. Gasparri G, Camandona M, Abbona GC, et al. Secundário e terciário

hiperparatiroidismo: causas de doença recorrente após 446

paratiroidectomias. Ann Surg. 2001;233(1):65-69.

25. Sivapathasundharam B, Rajendran R. Oral aspects of metabolic diseases (Aspectos orais das doenças

metabólicas). Em Rajendran R, Sivapathasundharam B, eds. Shafer's Textbook of Oral Pathology 7th ed. Nova Deli: Elsevier;2006: 615-658.

26. Sharma SK, Mohan A. Tuberculosis. From an incurable scourge to a curable disease-journey over a millennium. Indian J Med Res. 2013;137:455-93.

27. Ebenezer J, Samuel R, Mathew GC, Koshy S, Chacko RK, Jesudason MV. Tuberculose oral primária: relato de dois casos. Indian J Dent Res 2006;17:41-4.

28. Sivapathasundharam B, Gururaj N. Bacterial infections of the oral cavity (Infecções bacterianas da cavidade oral). Em Rajendran R, Sivapathasundharam B, eds. Shafer's Textbook of Oral Pathology 7ª ed. Nova Deli: Elsevier;2006: 317-337.

29. Kakisi OK, Kechagia AS, Kakisis IK, Rafailidis PI, Falagas ME. Tuberculose da cavidade oral: uma revisão sistemática. Eur J Oral Sci 2010; 118: 103-109.

30. McCarthy PL & Shklar G. Disease of the oral mucosa (Doenças da mucosa oral). 2ª ed., Lea & Febiger pub. Lea & Febiger pub., Philadelphia 1980.

31. Kapoor S, Gandhi S, Gandhi N, Singh I. Manifestações orais da tuberculose. CHRISMED J Health Res 2014;1:11-4.

3 2.Scollard DM, Rouge B, La, e Honolulu. A lepra orofaríngea na arte, história e medicina. Oral Surg Oral Med Oral Pathol Oral Radiol Endod 1999;87:463-70.

33. Pardillo PF, Fajardo TT, Abalos RM, Scollard D, Gelber RH. Methods for the Classification of Leprosy for Treatment Purposes (Métodos de classificação da hanseníase para fins de tratamento). Clin Infect Dis. (2007) 44 (8): 1096-1099.

34. Neville BW, Damm DD, Allen CM, Bouquot JE. Infecções bacterianas. Em Neville BW, Damm DD, Allen CM, Bouquot JE, eds. Oral and Maxillofacial Pathology 3rd ed. St. Louis: Saunders; 2009: 181-209.

35. Costa A, Nery J, Oliveira M, Cuzzi T, Silva M. Lesões orais na hanseníase. Indian J Dermatol Venereol Leprol 2003;69:381-5.

3 6.Singh AE, Romanowski B. Syphilis: review with emphasis on clinical, epidemiologic, and some biologic features. Clin Microbiol Rev. 1999 Apr;12(2):187-209.

37. Leão JC, Gueiros LA, Porter SR. Manifestações orais da sífilis. Clinics. 2006;61(2):161-6.

38. Wong VK, Turmezei TD. Actinomicose: Revisão clínica. BMJ 2011;343:d6099.

39. Moniruddin ABM, Begum H, Nahar K. Actinomicose: uma atualização. Medicine today 2010;22:43-7.

40. Sivapathasundharam B, Gururaj N, Ranganathan K. Viral infections of the oral cavity (Infecções virais da cavidade oral). Em Rajendran R, Sivapathasundharam B, eds. Shafer's Textbook of Oral Pathology 7th ed., New Delhi. Nova Deli: Elsevier;2006: 339-363.

41. Perry RT, Halsey NA. O significado clínico do sarampo: uma revisão. J Infect Dis. 2004;189(1):S4-16.

42. Neville BW, Damm DD, Allen CM, Bouquot JE. Infecções virais. Em Neville BW, Damm DD, Allen CM, Bouquot JE, eds. Oral and Maxillofacial Pathology 3rd ed. St. Louis: Saunders; 2009: 213-249.

43. Ajar AH, Chauvin PJ. Gengivoestomatite Herpética Aguda em Adultos: Uma revisão de 13 casos, incluindo diagnóstico e tratamento. J Can Dent Assoc 2002; 68(4):247-51.

44. Arduino PG, Porter SR. Infeção oral e perioral pelo vírus herpes simplex tipo 1 (HSV-1): revisão do seu tratamento. Doenças orais 2006;12(3):254-270.

45. Wehrhahn MC, Dwyer DE. Herpes zoster: epidemiologia, caraterísticas clínicas, tratamento e prevenção. Aust Prescr 2012;35:143-7.

46. Wareham QW, Breuer J. Herpes zoster. BMJ 2007;334:1211-5.

47. Kauffman CA. Histoplasmose: uma atualização clínica e laboratorial. Clin. Microbiol. Rev.2007; 20(1):115-132.

48. Neville BW, Damm DD, Allen CM, Bouquot JE. Fungal and protozoan diseases. Em Neville BW, Damm DD, Allen CM, Bouquot JE, eds. Oral and Maxillofacial Pathology 3rd ed. St. Louis: Saunders; 2009:213-237.

49. AlmouhawisHA , Leao JC, Fedele S, Porter SR. A doença de Wegener granulomatose: uma revisão das caraterísticas clínicas e uma atualização no diagnóstico e tratamento. J Oral Pathol Med 2013;42: 507-516.

50. Ramsay MK, Owens D. Granulomatose de Wegener: A Review of the Clinical Implications, Diagnosis, and Treatment (Uma revisão das implicações clínicas, diagnóstico e tratamento). Lab Medicine 2006;37(2):114-116.

51. Ravindran R, Karunakaran A. Granulomatose Orofacial Idiopática com Apresentação Clínica Variada. Relatos de casos em odontologia 2013. doi:10.1155/2013/701749.

52.Neville BW, Damm DD, Allen CM, Bouquot JE. Allergies and Immunologic Diseases (Alergias e Doenças Imunológicas). Em Neville BW, Damm DD, Allen CM, Bouquot JE, eds. Oral and Maxillofacial Pathology 3rd ed. St. Louis: Saunders; 2009:330-358.

53.Leao, J. C., Hodgson, T., Scully, C. e Porter, S. Artigo de revisão: Granulomatose orofacial. Alimentary Pharmacology & Therapeutics.2004;20(10):1019-1027.

54.Kotrashetti VS, Angadi PV, Mane DR, Hallikerimath SR. Granuloma de pulso oral associado a tumor odontogénico queratocístico: Relato de um caso e revisão da etiopatogénese. Ann Maxillofac Surg. 2011 Jan- Jun; 1(1): 83-86.

55.Philipsen HP, Reichart PA. Pulso ou granuloma em anel hialino. Revisão da literatura sobre a etiopatogénese das lesões orais e extra-orais. Clin Oral Invest 2010; 14:121-128.

5 6.Suresh L, Radfar L. Oral sarcoidosis: a review of literature. Oral Dis. 2005;11(3):138-45.

57.Zadik Y, Aktas A, Drucker S, Nitzan DW. Cisto ósseo aneurismático do côndilo mandibular: Um relato de caso e revisão da literatura. J Craniomaxillofac Surg. 2012; e243-e248.

58.Kransdrof MJ, Sweet DE. Aneurysmal bone cyst: concept, controversy, clinical presentation, and imaging. AJR 1995;164:573-80.

59.Neville BW, Damm DD, Allen CM, Bouquot JE. Patologia óssea. Em Neville BW, Damm DD, Allen CM, Bouquot JE, eds. Oral and Maxillofacial Pathology 3rd ed. St. Louis: Saunders; 2009:613-670.

60.Rajendran R, Ahmad M. Diseases of bone and joints (Doenças dos ossos e das articulações). Em Rajendran R, Sivapathasundharam B, eds. Shafer's Textbook of Oral Pathology 7th ed., New Delhi: Elsevier;2006: 6ª edição. Nova Deli: Elsevier;2006: 685-753.

61.Mani S, Natarajan B, Rajaram K, Sahuthullah YA, Gokulanathan S, Sitra G. Forma rara de querubismo: Relato de caso com revisão da literatura. J Pharm Bioallied Sci. 2013; 5(Suppl 2): S142-S146.

62.Pal P, Singh S, Singh J. Cherubism: Um relato de caso e revisão da literatura. Int J Dent Case Reports 2011; 1(2): 61-72.

63.Mehrotra D, Kesarwani A, Nandlal. Querubismo: Relato de Caso com Revisão da Literatura. J Maxillofac Oral Surg. Mar 2011; 10(1): 64-70.

64.Smith BJ, Eveson JW. Doença de Paget do osso com particular referência à medicina dentária. J Oral

Pathol 1981;10:233-47.

65. Thomas DW, e Shepherd JP. Doença de Pagets do osso: Conceitos actuais sobre patogénese e tratamento. J Oral Pathol Med 1994;23:12-16.

66. Greenberg IM, Waksman J, Curtis J. Silicosis: A Review. Disease-a- month 2007;53(8). DOI 10.1016/j.disamonth.2007.09.020.

67. Galvao BCE, Hugo WD, Marcia S, Ubiratan de Paula S, Mario TF. Tuberculose e silicose: epidemiologia, diagnóstico e quimioprofilaxia. J. bras. Pneumol. 2008;34(11): 959-966.

68. Ficarra G, Mosqueda-Taylor A, Carlos R. Granuloma de silicone dos tecidos faciais: Relato de sete casos. Oral Surg Oral Med Oral Pathol 2002;94(1):65-73.

69. Whitt JC, Dunlap CL, Martin KF. Oral Hodgkin lymphoma: a wolf in wolfs clothing. Oral Surg Oral Med Oral Pathol Oral Radiol Endod. 2007;104(5):e45-51.

70. Pleri S.A., Ascani S., Leoncini L. Hodgkin's lymphoma: the pathologist's viewpoint (Linfoma de Hodgkin: o ponto de vista do patologista). J Clin Pathol. 2002;55:162-176.

71. Armitage J. Staging Non-Hodgkin Lymphoma (estadiamento do linfoma não-Hodgkin). CA Cancer J Clin 2005;55:368-376.

72. Alden J, Mc Carthy E, Weber K. Xantoma of Bone: A Report of Three Cases and Review of the Literature. Iowa Orthop J. 2008; 28: 58-64.

73. Kawasaki A, Purvin V. Arterite de células gigantes: uma revisão actualizada. Ata Ophthalmol. 2009;87(1):13-32.

74. Neville BW, Damm DD, Allen CM, Bouquot JE. Facial pain and neuromuscular diseases (Dor facial e doenças neuromusculares). Em Neville BW, Damm DD, Allen CM, Bouquot JE, eds. Oral and Maxillofacial Pathology 3rd ed. St. Louis: Saunders; 2009:859-882.

75. Kyle R, Gertz M, Witzig T, Lust J, Lacy M, Dispenzieri M. et al. eview of 1027 Patients With Newly Diagnosed Multiple Myeloma. Mayo Clin Proc. 2003;78:21-33.

76. Rao BH, Rai G, Hassan S, Nadaf A. Sarcoma de Ewing da mandíbula. Natl J Maxillofac Surg. 2011;2:184-8.

77. Bernstein M, Kovar H, Paulussen M, Randall RL, Schuck A, et al. (2006) Ewing's Sarcoma Family of Tumors: Gestão atual. Oncologista 11: 503-519.

78. Gelderblom H, Hogendoorn PCW, Dijkstra SD, et al. A abordagem clínica do condrossarcoma. Oncologista 2008;13:320-329.

79. Harrington C, Accurso BT, Kalmar JR, et al. Osteoblastoma agressivo da maxila: relato de um caso e revisão da literatura. Head Neck Pathol 2011;5(2):165-70.

80. Granto L, Almeida R, Yoo HJ, Inácio A, Lazarini PR. Osteoblastoma Benigno do Osso Temporal: Relato de Caso e Revisão da Literatura. Int. Arch. Otorhinolaryngol. 2008;12(3):466-470.

81. DiCaprio MR, Enneking WF. Displasia fibrosa. Fisiopatologia, avaliação e tratamento. J Bone Joint Surg 2005;87:1848-64.

82. Mohan H, Mittal P, Mundi I, Kuma S. Displasia fibrosa do osso: uma revisão clinicopatológica. Pathology and Laboratory Medicine International 2011;3:31-42.

83. Fries JW. The roentgen features of fibrous dysplasia of the skull and facial bones. AJR 1957;77:71-88.

84. Mancini F, Corsi A, De maio F, Riminucci M, Ippolito E. Escoliose e envolvimento da coluna vertebral na displasia fibrosa do osso. Eur Spine J. 2009;18:196-202.

85. Bal Reddy P., Sridhar Reddy B., Prasad N., Kiran G., Karthik Patlolla. Fibroma ossificante central da mandíbula: Um relato de caso incomum. Jornal de Investigação Clínica e de Diagnóstico 2012;6(3):539-541.

86. Dalghous A, Alkhabuli J. Fibroma cemento-ossificante que ocorre num doente idoso. Relato de um caso e revisão da literatura. Libyan J Med 2007; 2:E95-E98.

8 7.Silvestre-Rangil J, Silvestre FJ, Requeni-Bernal J. Fibroma cemento-ossificante da mandíbula: Apresentação de um caso e revisão da literatura. J Clin Exp Dent. 2011;3(1):e66-9.

88. Nair P. New perspectives on radicular cysts: do they heal? International Endodontic Journal 1998;31:155-160.

89. Joshi N, Sujan S, Rachappa M. Um relato de caso invulgar de quistos radiculares mandibulares bilaterais. Contemp Clin Dent. 2011 Jan-Mar; 2(1): 5962.

90. Shear M, Speight P. Radicular cyst and residual cyst. Em Shear M, Speight P, eds. Cysts of the oral and

maxillofacial regions.4th ed. Oxford:Blackwell;2007:123-142.

91.Rajendran R. Cistos e tumores de origem odontogénica. Em Rajendran R, Sivapathasundharam B, eds. Shafer's Textbook of Oral Pathology 7th ed., New Delhi: Elsevier. Nova Deli: Elsevier;2006:259-306.

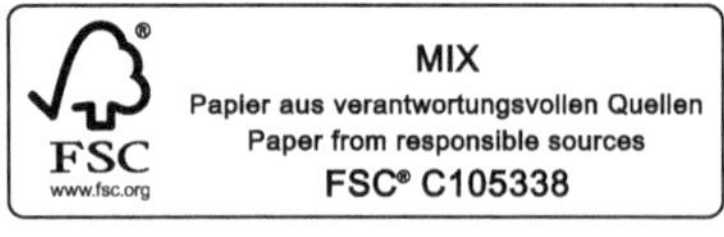

Printed by Books on Demand GmbH, Norderstedt / Germany